Der herzkranke Mensch leidet nicht nur unter einer Organstörung, sondern ist in seiner ganzen Existenz bedroht. Das Herz ist nicht nur eine »Pumpe«, die den Blutkreislauf in Gang hält, es ist vielmehr das Zentrum des Lebens schlechthin. Das belegen die Autoren dieses Buches in eindrucksvoller Weise. Sie betrachten die Herz-Kreislauf-Erkrankungen aus psychosomatischer Sicht. Wie sehr das Herz seit eh und je mit den menschlichen Gefühlen in Zusammenhang gebracht wird, das zeigen Symbole, Metaphern und zahllose Wendungen unserer Alltagssprache. Herz und Liebe, Herz und Beziehung werden in solchen sprachlichen Wendungen einander zugeordnet. Welche zwischenmenschlichen Beziehungsstrukturen zu Herz-Kreislauf-Erkrankungen disponieren, welche Risikofaktoren und Persönlichkeitsmerkmale bei den Störungen eine Rolle spielen, welche medizinischen und psychologischen Daten für Diagnose und Therapie wichtig sind, all dies erläutern die Autoren anhand ausführlicher Fallbeispiele. Im Mittelpunkt der Darstellung stehen der Herzinfarkt, der Bluthochdruck und die Herzneurose.

Gion Condrau, Jg. 1919, Prof. Dr. med. et phil., hat Medizin und Philosophie studiert und sich in Zürich bzw. Fribourg habilitiert. Facharztausbildung in Psychiatrie und Neurologie in Zürich, Paris, Lissabon und Providence (USA). Er ist Direktor des Daseinsanalytischen Institus für Psychotherapie und Psychosomatik in Zürich. Zahlreiche Veröffentlichungen.
Marlis Gassmann-Kirchrath, Jg. 1928, Dr. med., ist seit 1963 als freipraktizierende Ärztin in Zürich tätig.

Gion Condrau / Marlis Gassmann

Das verletzte Herz

Zur Psychosomatik von Herz-Kreislauf-Erkrankungen

Fischer Taschenbuch Verlag

Geist und Psyche
Herausgegeben von Willi Köhler
Begründet von Nina Kindler 1964

Ungekürzte Ausgabe
Veröffentlicht im Fischer Taschenbuch Verlag GmbH,
Frankfurt am Main, Februar 1995

Lizenzausgabe mit freundlicher Genehmigung des
Kreuz Verlag AG, Zürich

Druck und Bindung: Clausen & Bosse, Leck
Printed in Germany
ISBN 3-596-11754-2

Gedruckt auf chlor- und säurefreiem Papier

Editorische Vorbemerkung

Unsere Zeit, später vielleicht einmal als »Zeitalter der Großtechnik« apostrophiert, neigt dazu, alles Geschehen dieser Welt, auch das immer noch weitgehend rätselhafte Leben, unter technischen Gesichtspunkten zu sehen und zu behandeln. Besonders auffällig ist dieser »technische Blick« auch in der Medizin, sonderlich in jener Variante, die ein wenig abschätzig als »Schulmedizin« bezeichnet wird. Niemand wird in Abrede stellen wollen, daß die naturwissenschaftliche Medizin Erfolge errungen hat, die noch vor Jahrzehnten undenkbar schienen. Doch offensichtlich ist die rein somatisch orientierte Medizin an eine Grenze gekommen. Die Funktionsweisen wichtiger Organe, körperliche Zustände und Störungen, ans Wundersame grenzende Phänomene wie »Spontanheilungen« und andere Erscheinungen mehr lassen sich nicht als nur »mechanische« oder auch nur »somatische« erklären. Das gilt in besonderem Maße für Herz- und Kreislauf-Erkrankungen, die in den westlichen Wohlstandsländern mit zu den häufigsten Todesursachen zählen. Bei ihnen sind allem Anschein nach neben der »modernen« Lebensweise auch psychische und mentale Vorgänge mit im Spiel. Das Herz als Lebenszentrum ist besonders anfällig für »Mißstimmungen« jeglicher Art. Das wußten schon unsere Vorfahren. Für sie hatte das Herz gleichsam eine eigene Sprache, wie zahllose Symbole und Metaphern bezeugen. Diese »Herzsprache« suchen die Autoren dieses Bandes zu ergründen.

wk

Inhalt

Prolog

Gion Condrau

Vital Klemm: Angina pectoris oder die »Migräne des Herzens«

Sein Blick ist unstet. Er schaut ziellos im Zimmer umher, als suche er etwas, woran er Halt finden könnte. Nur selten streifen mich seine Augen, aber so, als ob er durch mich hindurchsähe. Die Situation ist ihm offensichtlich peinlich. Von ungefähr, sich für sein Hiersein entschuldigend, kommt die kaum hörbare Frage über seine Lippen, womit er denn beginnen solle.

Wir sitzen uns in bequemen Polstersesseln aus angenehm weichem braunem Leder gegenüber. Gelegentlich betrachtet er mit sichtbarem Mißtrauen die schwarze Ledercouch, die links vorne an der Wand einen vielleicht etwas seltsamen Kontrast zur übrigen, mehr rustikalen und in freundlichen Brauntönen gehaltenen Möblierung meines überdimensioniert großen Sprechzimmers bildet. Ich liebe große Räume. Sie geben mir das Gefühl der freien Beweglichkeit, des Offenen, der Lichtung. Nicht alle Menschen lieben solche Räume. Manch einer fühlt sich darin verloren, haltlos, ausgeliefert. Es fehlt ihm die sichtbare Begrenzung.

»Ich weiß nicht, wo ich beginnen soll«, sagt er, mir in Erinnerung rufend, daß er eine Frage gestellt hatte.

»Vielleicht dort, wo Sie sich entschieden haben, mich aufzusuchen?«

Ja, das sei eigentlich sein eigener Entscheid gewesen. Die Vorstellung, einen Psychiater aufsuchen zu müssen, habe ihm, aber nicht nur ihm, sondern auch seiner Frau, größten Kummer bereitet. Lange habe er sich dagegen gewehrt, im Grunde sehe er auch heute noch keineswegs ein, was er hier zu suchen habe – ihm fehle weder geistig noch seelisch etwas, seine Ehe sei harmonisch, beruflich habe er zwar, rezessionsbedingt, einige Rückschläge erlitten; eigentlich habe er zu arbeiten aufgehört, seiner Krankheit wegen, aber finanziell sei er abgesichert.

Seiner Krankheit wegen?

Ja, sein Arzt habe ihm geraten, sein Geschäft zu verkaufen. Es sei ohnehin für ihn zu aufregend gewesen. Einerseits genieße er jetzt seine Ruhe, andererseits vermisse er die Tätigkeit. Früher, da sei alles anders gewesen. Er habe täglich zwischen 14 und 16 Stunden gearbeitet. Dabei habe er täglich 100 Kilometer zu fahren gehabt, die er mit seinem superschnellen Ferrari zurückgelegt habe. Damals, so erzählt er, machte es ihm nichts aus, von Zürich nach Barcelona oder Paris zu fahren und gleichen Tags zurück, wobei ihn eine Autofahrt von 15 bis 20 Stunden ohne Rast nicht im geringsten ermüdete. Nichts schien ihm zuviel. Als Hobby trieb er Sport; er brachte es im Amateurboxen immerhin zu einem lokalen Bekanntheitsgrad.

Was zum Teufel sollte er bei einem Psychiater?

Ob ihm denn wirklich nichts fehle, will ich von ihm wissen, nachdem er mir des langen und breiten auseinandergesetzt hat, daß es ihm eigentlich *an* nichts fehle.

O doch, gewiß. Er sei ja in ärztlicher Behandlung, seit etwa vier Jahren. Allerdings bis jetzt erfolglos, und dies, obwohl er eine Reihe von Ärzten, darunter bekannte Kapazitäten, aufgesucht hatte und sogar in Kliniken eingewiesen worden war. Niemand habe ihm bisher helfen können. Vermutlich habe sein Hausarzt, dem er noch als einzigem vertraue, daraus den Schluß gezogen, er sei »im Grunde« psychisch krank. Das nun wiederum glaube er selbst nicht. Sollte es jedoch trotzdem der Fall sein, so brauche er erst recht keine psychiatrische Hilfe, denn dann sei es eine Sache des Willens.

Jetzt wird er lebendig. Sein Blick fixiert mein Gesicht. »Der Wille ist alles! Ich habe schon immer gesagt, wer keinen Willen hat, ist kein rechter Mensch. So bin ich erzogen worden. Den Willen hat man, oder man hat ihn eben nicht. Da kann kein Psychiater etwas daran ändern.«

Auf meinen Einwand, sein Wille scheine bisher auf seine Krankheit ebensowenig Einfluß gehabt zu haben wie die Ärzte, meint er – etwas nachdenklich geworden –, das stimme schon. Er müsse auch zugeben, daß es mit seiner Willensstärke nicht allzuweit her sei. Mehrmals habe er daran gedacht, Selbstmord zu begehen, falls es ihm nicht bald gelinge, gesund zu werden.

In diesem Moment und erstmals während dieser ersten Unterredung wirkt der Patient hilflos und hilfesuchend. Das anfängliche Mißtrauen und die Unsicherheit sind dem mitmenschlichen Appell gewichen: Helfen Sie mir!

Tatsächlich standen sich keineswegs Psychiater und Patient gegenüber, nicht mehr eine wissenschaftliche Autorität, wie er sie immer gesucht hatte, und ein neurotisch oder psychosomatisch Kranker, sondern zwei Gesprächspartner, jeder mit seinem eigenen Weltverhältnis, aber gemeinsam bei ein- und derselben Sache: dem Leiden dieses Menschen. Denn hinter der sportlichen Fassade des 45jährigen Mannes, dem tatsächlich ein unbeugsamer Wille, Tatkraft, Intelligenz und Erfolg ins braungebrannte, mit einem schmalen Schnurrbart garnierte Gesicht geschrieben standen, konnte dem Beobachter die nackte Existenzangst nicht verborgen bleiben, die ihn quälte und nach Erlösung drängte. Es wäre ein leichtes gewesen, ihn daraufhin anzusprechen. So leicht wie sinnlos. Diesen Menschen zu demaskieren wäre einem Gewaltakt gleichgekommen, der ihm nur zwei Möglichkeiten offengelassen hätte: die völlige Zerstörung, den Zusammenbruch, oder die totale Abwehr, die Verstärkung jener Beschwerden, die ihn zu den Medizinern trieb. Und damit wäre der psychotherapeutische Weg wohl für immer verbaut gewesen.

Er hatte nämlich, wie er zögernd zugab, bereits zwei »psychiatrische Versuche« hinter sich. Das eine Mal hatte er sich überreden lassen, eine Therapeutin aus dem Kreis um C.G. Jung aufzusuchen, die ihn vergeblich nach seinen Träumen befragte. Da er keine Träume liefern konnte, verließ sich die Psychologin auf die Astrologie, was alsobald diesen Therapieversuch beendete. Zwar habe sie ihm erstaunliche Details aus seinem Leben zu erzählen gewußt, insbesondere erwähnt, er müsse in früher Jugend ein psychisches Trauma erlitten haben, das bis auf den heutigen Tag nachwirke. Tatsächlich erinnert sich der Patient, im Alter von sieben Jahren am Nikolaustag eine schreckliche Nacht erlebt zu haben. An jenem Abend wurde er, wie es so üblich war, vom »Samichlaus«* in

* schweizerischer Ausdruck für den Nikolaus

einen Sack gesteckt – er hätte bei einem anderen Bauerngehöft wieder freigelassen werden sollen. Der gute Weihnachtsmann war jedoch so betrunken, daß er unterwegs hinfiel und einschlief. Der kleine Vital Klemm bekam es im Sack mit der Angst zu tun, ganz abgesehen davon, daß er jämmerlich fror. Erst nach Stunden qualvollen Wartens und Schreiens, genauer gesagt, am andern Morgen, wurde er gefunden. Das Erlebnis hat er bis heute nicht vergessen. In der ihm eigenen Art verarbeitete er es jedoch in für ihn erträglichem Sinn. Das Positive an jenem Vorkommnis sei nämlich, daß er dadurch die nötige Härte für das Geschäftsleben erhalten habe. Eine zweite Begegnung mit einem Psychiater während eines Klinikaufenthaltes auf einer internistischen Station verlief ebenso fruchtlos. Dieser hatte zwar vom Patienten keine Träume gefordert, wollte jedoch von ihm Details aus seinem ehelichen Intimleben wissen, die ihn, nach Ansicht des Patienten, nicht das geringste angingen und ohnehin keinen Zusammenhang mit seinem medizinischen Krankheitsbild besaßen.

Medizinisch war Vital Klemm, von Beruf Architekt, vollständig untersucht worden, zumindest soweit es die ambulanten und klinischen naturwissenschaftlichen Methoden ermöglichten. Was die Medizin an Torturen zur Diagnostik abklärungsresistenter Krankheiten bereithält, ließ der Patient geduldig über sich ergehen. Da fehlte nichts. EKG, Koronarangiographie, Lumbalpunktion, EEG, sämtliche Labortests waren wiederholt durchgeführt worden.

Seit vier Jahren nämlich litt er an spastischen Anfällen, während denen sich die Muskulatur im Bereich des Nackens schmerzhaft versteifte, so daß er die Arme kaum noch bewegen konnte. Gleichzeitig verspürte er ein starkes Herzklopfen, die Pulsfrequenz stieg an, ein Schwächegefühl übermannte ihn und brachte ihn fast zur Bewußtlosigkeit, ein Zustand, aus dem er sich nur langsam erholte und der von rasenden Kopfschmerzen abgelöst wurde. Die Anfälle waren erstmals nach einer 16stündigen Autofahrt aufgetreten und wurden vom Arzt ohne Zögern auf diese Überanstrengung zurückgeführt. Trotz verordneter Ruhepause und darauffolgender Einweisung in ein Rehabilitationszentrum besserte sich sein Zustand nicht. Im

Gegenteil, die Anfälle nahmen an Häufigkeit und Intensität zu. Sie traten oft drei- bis viermal am Tage auf, überfielen ihn unerwartet während des Autofahrens, bei der Arbeit oder auch im Schlaf. Ausnahmslos alle konsultierten Ärzte wußten nichts anderes als eine nun nicht mehr einmalige, sondern chronische berufliche Überforderung des Patienten für seinen Zustand verantwortlich zu machen. Sie empfahlen ihm, seine Arbeit als Architekt völlig einzustellen. Damit war fürs erste das Kausalitätsbedürfnis von Arzt und Patient gestillt. Mit »Überforderung« nämlich läßt sich alles erklären, und dies noch dazu in gesellschaftlich legitimierter Weise. Ein Mann, der beruflich, sportlich oder politisch Erfolg hat, wird gefordert. Diese Forderung wird erst zur Überforderung, wenn die nachweisbare Leistung ihn in die Knie zwingt. Der überforderte Mensch darf dann, ohne daß ihm ein Zacken aus der Leistungskrone fällt, versagen. Wenn er zusammenbricht, ist er nicht nur des Mitleids, sondern auch der Hochachtung seiner Mitmenschen gewiß. Daß es möglicherweise noch andere Überforderungen gibt, die nicht dem Bereich des Ehrgeizes oder der Leistung, sondern jenem der mitmenschlichen Beziehung entstammen, wird weder anerkannt noch honoriert. Es ist nicht schwer, einem Patienten zu raten, seinen Beruf zu wechseln oder seine Laufbahn aufzugeben, sich zur Ruhe zu setzen, seine Alltagsgeschäfte zu vergessen, gleichsam auf den Lorbeeren auszuruhen. Versuchen wir das gleiche mit einem Ehemann, der an der Gefühlskälte seiner Frau leidet, mit einer Ehefrau, die durch die Tyrannei ihres Mannes oder die Querelen ihrer Kinder überfordert ist. Ich zweifle nicht daran, daß es ein Überforderungssyndrom gibt; ich denke da an die vegetativ-dystone Symptomatik, an Herz-Kreislauf-Schäden. Ich zweifle aber auch nicht daran, daß die Überforderung eine der geläufigsten Alibidiagnosen der psychosomatischen Medizin ist. Überfordert wird der Mensch im wesentlichen nur dann, wenn er sich dem, was ihn beansprucht, widersetzt oder wenn er von diesen Ansprüchen so vollständig aufgesogen wird, daß er ihnen verfällt und der freien Entfaltung jeglicher anderer Begegnungsmöglichkeiten verlustig geht. Überforderung heißt also Verlust der Freiheit, Offenheit und Gelassenheit Mitmenschen und

Dingen gegenüber. Das klassische Beispiel ist die *essentielle Hypertonie*. Kaum einem anderen Kranken wird von allen Seiten so sehr »leistungsmäßige« Überforderung nachgesagt wie dem Hypertoniker. So war es auch bei Vital Klemm. Sein Blutdruck wies zwar nur geringe Schwankungen auf, erreichte aber doch zeitweise die Grenze eines eigentlichen Hochdrucks. So blieben denn die Ermahnungen nicht aus. Nicht nur die Ärzte, auch die Familienmitglieder und in deren Gefolge die Verwandtschaft und der Freundeskreis waren »darüber keineswegs erstaunt«. Ein Mann, der so gehetzt und rastlos lebte, der offensichtlich nur die Arbeit und den sozialen Aufstieg als Lebenssinn gelten ließ, *mußte* ja einen zu hohen Blutdruck haben. Der *Herzinfarkt* oder eine *Apoplexie* wurden ihm fortan drohend an die Wand gemalt. Daß jedoch alle seine Beschwerden, kaum daß er im Ruhestand war, in unerträglichem Ausmaße zunahmen, schien zunächst niemanden zu beunruhigen. Sie wurden als verspätete Reaktion auf die jahrelange Überforderung gedeutet, als Folge einer Streßsituation, die nun die Abwehrkräfte total erschöpft habe.

Solche Deutungen sind wesentlich von einem physikalisch-mechanistischen Denken geprägt. Hier wird das Herz mitsamt dem Blutkreislauf ausschließlich als ein großes biologisches Kraftwerk verstanden, das nach den Gesetzen von Kraft und Energie funktioniert. In einem solchen System gilt das Gesetz von Masse und Bewegung. Medizinische Abklärung, Diagnose und Therapie richten sich danach.

Am meisten litt der Patient an Herzkrämpfen, die nach Angaben des überweisenden Arztes an Intensität und Schmerzcharakter das Ausmaß eines Herzinfarktes aufwiesen. Anläßlich vielfacher Einweisungen auf die Intensivstation mehrerer Krankenhäuser konnten angiographisch Koronarspasmen bei sonst morphologisch unauffälligen Herzkranzgefäßen nachgewiesen werden. Nach Einnahme eines Nitroglyzerinpräparates oder eines Calciumantagonisten lösten sich jeweils die Spasmen. Die Linderung der Herzschmerzen, die, wie bereits angedeutet, in beide Schultern und in den Nacken ausstrahlten, nicht aber in die Arme, trat jeweils eine Viertelstunde später ein wurde aber mit intensiven Kopfschmerzen erkauft, die

Fortalgesic oder Morphium erforderten. Der Patient fühlte sich dabei, als ob der Kopf mit flüssigem Blei übergossen würde, die ganze Kopf- und Gesichtshaut brannte wie Feuer.

Der Versuch, mit eisernem Willen Herr seiner Krankheit zu werden, mißlang. Er lernte autogenes Training, er wollte Herz und Hirn durch Beherrschung wieder zur Ordnung rufen, er versuchte es mit Diät, Wiederaufnahme der Arbeit, mit anstrengenden Wanderungen, mit Sport, alles ohne den geringsten Erfolg. So blieb nur noch die Steigerung der Medikamentendosierung, Absetzung und Ersetzung von Arzneimitteln, der Gang von Arzt zu Arzt. Zu Beginn der psychotherapeutischen Sitzungen nahm der Patient täglich mehrmals fünf bis sechs verschiedene Tabletten ein, die er zum Teil mit sich führte, um sie bei jedem Anfall sofort zur Hand zu haben.

Je unklarer und vielfältiger das Krankheitsgeschehen bei unserem Patienten wurde, desto ratloser wurden die Ärzte. Die medizinischen Untersuchungen ergaben keine Klärung der Symptome, selbst die fachärztliche Abklärung einer Rektalblutung (Blutung aus dem After) ergab, wie es im Überweisungsschreiben des Hausarztes heißt, »keine somatische Ursache«. Einem Bericht des bereits erwähnten Psychiaters war zu entnehmen, daß der Patient als »rigider, organisierter, in einer starken Abwehr stehender Mann« beurteilt wurde, »der nur das Rationale in sich selber und im Leben akzeptiert und das Irrationale nicht kennt und nicht kennen will«. Die Idee einer Psychogenese, daß seine Krankheit psychische Ursachen haben könnte, lehne der Patient vollkommen ab, die fehlende somatische Diagnose beruhe seiner Meinung nach lediglich auf der inadäquaten Technik der medizinischen Klinik. Die unaufhörliche Kollision zwischen seinem Bewußtsein, das alles Unbewußte ablehne, und dem Unbewußten erzeuge eine Spannung, die entweder ins vegetative Nervensystem geschaltet werde und zu psychosomatischen Symptomen führe, die ihrerseits wiederum über den Weg der willkürlichen Muskulatur die hysterische Symptomatologie entstehen lasse oder die in gewissen Fällen zu einem Bruch mit der Realität, also zur Psychose führen könne. Der Bericht schließt: »Es ist unmöglich, ein Leben lang das Irrationale im Unterbewußtsein abzulehnen und das Leben von einer simplen kausalistischen Perspektive zu erfassen zu versuchen. Eine solche Lebensperspektive führt auf einen sicheren Kollisionskurs. Es ist interessant, in diesem Zusammenhang zu erwähnen, daß der Patient überzeugt ist, daß sein eventueller Tod von ihm abhängt; wenn er nämlich ›sich nicht mehr halten könne‹, werde er sterben.« Die Illusion, letztlich auch über sein Leben und seinen Tod bestimmen zu können, beruhe auf einer schrecklichen Hybris, einem »die Götter herausfordernden Größenwahn, der dessen Exponenten sicherlich früher oder später zu Fall bringen« werde.

Dieser Bericht kam mir nicht zufällig in die Hände. Zunächst hatte bereits der Internist in seinem Überweisungsschreiben erwähnt, der konsultierte Psychiater habe den Patienten als einen »Mann ohne Schatten« bezeichnet, dem nicht zu helfen sei. Der Patient selbst hatte sich sehr abschätzend über die Begegnung mit dem Psychiater geäußert. Dieser sei ihm gegenüber autoritär-hochtrabend gewesen, habe geglaubt, ihn ausfragen zu müssen, und noch dazu das Gespräch mit ihm in Anwesenheit einiger Assistenten und Krankenschwestern geführt. Ich hatte anfänglich nicht die Absicht, die Meinung dieses Psychiaters einzuholen. Prinzipiell bin ich der Überzeugung, der Therapeut sollte möglichst unbeeinflußt von fremden Ansichten dem Patienten begegnen. Es ist zumeist auch wenig aufschlußreich, was Patienten über früher konsultierte Therapeuten berichten, ob es sich nun um einmalige Konsultationen oder längerdauernde Behandlungen handelt. Das Spiel des »divide et impera« ist seit Caesars Zeiten bekannt und findet auch in der Psychotherapie reichlichen Zuspruch. Hier ging es mir weder um die Beurteilung des psychiatrischen Kollegen noch um die Glaubwürdigkeit des berichtenden Patienten. Hingegen interessierte mich die Konfrontation des Patienten mit dem Bericht des Psychiaters. Vital Klemm wußte nämlich, daß seinem Internisten ein »Gutachten« – wie er es nannte – zugestellt worden war. Er hatte keine Ahnung, was darin vermerkt oder wie er beurteilt worden war. Er äußerte den Wunsch, daß er und ich davon erführen – ich versprach ihm spontan, den betreffenden Bericht kommen zu lassen und mit ihm durchzusehen. Es entspricht dies meiner Überzeugung, daß dem Therapeuten von seiten des Kranken nicht der Argwohn anhaften soll, er wisse mehr als dieser selbst. Als es jedoch soweit war, verließ ihn der Mut. Er wollte nichts wissen, es interessierte ihn »eigentlich« gar nicht, was jener Psychiater über ihn geschrieben hatte.

In der Zwischenzeit waren einige Tage vergangen. Ich hatte noch keine Stellung bezogen, weder hinsichtlich einer Therapie ganz allgemein noch hinsichtlich einer eventuell anzuwendenden Art von Behandlung. Vorläufig genügte es mir festzustellen, daß der Patient gerne kam, daß er, vom ersten Mal abgesehen, spontan und offen sprechen konnte. Denn dies war offensichtlich: Bisher hatte ihm ein Gesprächspartner gefehlt, der kommentarlos zuhörte, der ihm weder Anleitungen gab oder Ratschläge erteilte, noch in seine vorläufig streng gehütete Intimsphäre einzudringen versuchte. Dabei war die Versuchung groß. Es war mir klar, daß dieser Mann mehr von sich geben konnte, falls es gelang, die ihn umgebende Eisschicht schmelzen zu lassen. Dies jedoch konnte nur *geschehen*, nicht *gemacht* werden.

Nach drei bis vier Sitzungen schien der Patient genügend Vertrauen zu haben, daß ich ihm eine in klassischem Stil durchgeführte analytische Therapie hätte vorschlagen können. Er war im Grunde genommen ein braver Patient und hätte sich zu diesem Zeitpunkt jeder Anordnung gefügt – wie er auch alle bisherigen Verordnungen treu befolgt hatte. Die Zeit schien mir dafür aber noch nicht reif zu sein. Ich selbst war zwar inzwischen überzeugt, daß die *Indikation* für eine analytische Behandlung gegeben war. Nicht so sicher war ich, ob auch die *Voraussetzungen* dafür vorlagen. Indikation und Voraussetzungen für eine analytische Therapie sind nämlich zwei Dinge, auch wenn sie zumeist nicht genügend differenziert werden.

Ein oft unterschätztes Moment hinsichtlich Indikation und Voraussetzung für die Therapie ist, abgesehen von der persönlichen Einstellung des Patienten, die Haltung der Umgebung. Bei Vital Klemm hatte ich zwei Faktoren in Rechnung zu stellen: das Verhalten der ihn behandelnden Ärzte sowie die Einflußnahme seiner Frau.

Der Hausarzt, Internist und psychosomatisch interessiert,

hatte ihn nach der Lektüre eines daseinsanalytisch orientierten Buches an mich überwiesen. »Während der Lektüre der ›Praxis der Psychosomatik‹ von Medard Boss«[1] sei ihm immer wieder dieser Patient eingefallen. Er sei, so schrieb er, der festen Überzeugung, daß diesem Kranken höchstens mit einer Daseinsanalyse zu helfen wäre. Vom Patienten selbst erfuhr ich zudem, daß dieser Arzt die massive Medikamentenzufuhr durch die anderen Internisten als »kriminell« bezeichnete. Von ihm jedenfalls war Unterstützung zu erwarten, falls eine solche notwendig werden sollte. Er war auch der einzige, der den Patienten einmal nachts notfallmäßig aufsuchen mußte und diesen im ganzen Elend eines Anfalles erlebt hatte. Allerdings gab er offen zu, daß alle bisherigen Gespräche mit dem Patienten »sehr an der Oberfläche« geblieben waren und er ihn, trotz langer Behandlungsdauer, eigentlich kaum kenne.

Der zweite Arzt, der durch den Bericht des Psychiaters in etwa Bescheid wußte, war zu dieser Zeit bereits ausgeschaltet. Er hatte immerhin den Patienten jener Psychotherapeutin überwiesen, deren astrologische Kenntnisse in Vital Klemm ein ebenso großes Maß an verblüffter Anerkennung wie an Mißtrauen auslösten. Schwieriger wurde es mit dem dritten Internisten, einem zweifelsohne vertrauenswürdigen und in Fachkreisen hochgeachteten Facharzt. Er stellte zwar dem Patienten keinerlei offene Hindernisse in den Weg, als dieser ihm seinen Entschluß mitteilte, sich in psychotherapeutische Behandlung zu begeben. Mit mildem und verständnisvollem Lächeln gab er allerdings unmißverständlich zu verstehen, daß Klemms Leiden rein somatischer Natur und eine Heilung nur medikamentös zu erreichen sei. Eine Diagnose konnte er nicht stellen, verdoppelte aber die Medikamentendosierung. Zweifellos wollte er das Rennen gewinnen!

Unser Patient litt an Bluthochdruck, im Vordergrund aber standen Krämpfe, Spasmen der Herzkranzarterien. Die Diagnose lautete auf Angina pectoris – in Fachkreisen auch »Migräne des Herzens« genannt. Man könnte sagen, er war im eigentlichen Sinne herzkrank. Ein herzkranker Mensch ist, so sagt unsere Alltagssprache und eine alte Redensart, liebeskrank. Nichts schien jedoch darauf hinzudeuten, daß er es wirklich war. Sein Verhältnis zu Frau und Kindern schilderte er als problemlos. Trotzdem waren mir einige Details aufgefallen.

Als ich anläßlich seines ersten Besuches bei mir die Sprechzimmertüre öffnete, hielten sich drei Personen im Warteraum auf: der Patient, eine jüngere Frau und ein kleines Kind von etwa vier Jahren. Im ersten Moment wußte ich nicht, in welcher Beziehung die drei Menschen zueinander standen. Ich begrüßte zuerst die Frau, die mir einen eher kühlen, distanzierten, aber nicht unfreundlichen Eindruck machte. Ob das ihr Kind sei?

»Nein«, antwortete der Mann, »es ist nur bei uns zu Besuch.«

Frau und Kind, es war die Ehefrau und ihr Enkelkind, warteten im Vorzimmer bis zum Ende der Konsultation. Von ihr wußte ich lediglich aus dem Überweisungsschreiben, das ich damals bereits erhalten hatte, daß sie beim gleichen Arzt wie ihr Mann wegen Spannungskopfschmerzen und Nackenversteifung in Behandlung stand. Der Arzt empfand sie als »kalte Schönheit«.

In unserem ersten Gespräch betonte der Patient, wie gesagt, daß er mit seiner Frau ein ausgezeichnetes Verhältnis habe. Im weiteren vermied er es, eheliche oder familiäre Belange zu erwähnen. Insbesondere gab er auch keine Auskunft darüber, weshalb Frau und Enkelkind ihn zu mir begleiteten. Erst einige Sitzungen später sollte sich erweisen, daß dies nicht ganz belanglos war.

Der Patient hatte bekanntlich mit eisernem Willen und Fleiß ein gutgehendes Architekturgeschäft und eine Bauunternehmung aufgebaut. Zeit für persönliche Beziehungen hatte er keine. Wohl hatte er ein Mädchen gekannt, das er seine Freundin nannte. Es war jedoch mehr Image als eine engagierte Liebesbeziehung, was diese Freundschaft begründete. In seinem Geschäft verlangte er von den Mitarbeitern und Angestellten den gleichen Einsatz, den er selbst erbrachte. Andernfalls wurde fristlos gekündigt.

Dieses Schicksal ereilte einen Mitarbeiter seines Betriebes, der Alkoholiker war. Die Frau dieses Mannes, die gerade eine

Tochter geboren hatte, stand finanziell vor dem Nichts und versuchte, Vital Klemm umzustimmen. Dieser blieb unerbittlich, was die Wiedereinstellung ihres Mannes betraf, besorgte ihr jedoch eine Wohnung und kam für den Unterhalt von Frau und Kind auf, als die Scheidung eingeleitet wurde. Schließlich wurde sie von ihm schwanger, gebar ein erstes, später ein zweites Kind, worauf er sich entschloß, gegen seinen ursprünglichen Willen, sie zu heiraten. Inzwischen sind die beiden eigenen Kinder erwachsen und verheiratet. Mehr Schwierigkeiten hatte und hat der Patient mit der von ihm angenommenen Tochter aus der ersten Ehe seiner Frau. Die Stunden, in denen er darüber erzählte, gehören zu den eindrucksvollsten, die ich in der Anfangsphase der Therapie mit ihm erlebte. Aus dem bisher zurückhaltenden, alles Persönliche abschirmenden Patienten brach es vulkanartig hervor. Er blühte sichtlich auf und ließ vor meinen Augen einen Film abrollen, der einer Mischung von Kriminalroman und Western den Rang ablief.

Die Reise nach Italien, auf deren Rückfahrt die ersten Herzattacken eingesetzt hatten, war gar nicht aufgrund geschäftlicher Verpflichtungen erfolgt. Vielmehr hatte der Patient sich aufgemacht, um seine Stieftochter Mary aus den Klauen dubioser Freunde zu retten und nach Hause zu bringen. Mary, so sagte er, schlage nämlich im Charakter ganz ihrem Vater nach. Bereits als Kind bereitete sie Schwierigkeiten. Unordentlich, aufsässig und trotzig, die Schule schwänzend, den Burschen nachjagend, war sie wirklich schwer erziehbar. Trotzdem wurde das Kind von beiden geliebt. Stärker als die Liebe war jedoch ein Pflichtgefühl, das den Patienten diesem Kind gegenüber in besonderer Weise erfüllte, wobei noch keineswegs geklärt ist, welche Motive letztlich hinter seinem enormen Einsatz standen. Die Mutter nämlich kümmerte sich wesentlich weniger um ihre Tochter.

Als Mary 15 Jahre alt war, wurde sie von Vital Klemm eines Abends, als sie nach einem Spaziergang mit dem Hund nicht zur gewohnten Zeit zurückkehrte, in heftiger Umarmung mit einem Jungen am Ufer eines nahegelegenen Sees entdeckt. In einem Wutanfall warf er den Burschen kurzerhand ins Wasser und drohte ihm mit der Polizei. Kurze Zeit danach riß das noch minderjährige Mädchen von zu Hause aus und mußte polizeilich gesucht werden. Nun folgten Schlag auf Schlag die Kümmernisse. In den folgenden Jahren verschwand das Mädchen immer wieder für Tage, Wochen oder Monate und wurde praktisch ständig von der Polizei gesucht. Schließlich bekam es von einem Freund ein Kind, das es zeitweise bei sich hatte, teilweise der Mutter überließ, bis schließlich Vital Klemm beschloß, es ganz bei sich aufzunehmen. Es war das Kind, das ich bei der ersten Konsultation gesehen hatte.

Die Suche nach der zeitweise vermißten Tochter hielt die ganze Familie in Atem. Trotz polizeilicher Ermittlungen, unter Einschaltung der Interpol, betätigte sich der Patient immer auch selbst als Detektiv. Nächtelang suchte er sämtliche Restaurants und, wie er es nannte, Spelunken des Zürcher Niederdorfes, des Langstraßenquartiers oder der kleinbaslerischen Altstadt ab, um sie zu finden. Mit schelmischem Lächeln erzählte er, wie es ihm gelang, einen anonymen Anrufer zu lokalisieren, der ihn aufforderte, die Suche nach Mary aufzugeben, da sie in einer Wohngemeinschaft bestens aufgehoben sei. Es machte ihm nichts aus, diese für ihn eher zweifelhafte Wohnstätte aufzusuchen und das Mädchen mit Brachialgewalt nach Hause zu bringen, wo es prompt wieder ausriß. Ein andermal ortete er die Tochter in einem düster beleuchteten, haschbenebelten Tanzlokal, wo er sie kurzerhand aus den Armen eines hünenhaften Rockers riß. Tödliche Stille trat ein, als das Mädchen in Protest aufschrie. Vital Klemm umklammerte Mary mit dem linken Arm und schickte mit der rechten Faust ihren Tänzer in das Reich der Träume. Als eine massive Kette, von hinten über seinen Kopf geworfen, seinen Hals abschnürte, kehrte er sich um und schlug auch diesen Gegner mit einer rechten Geraden k.o. In der anschließenden allgemeinen Schlägerei verprügelte er zwei junge Männer und den Restaurantbesitzer spitalreif. Sie mußten in die Intensivstation gebracht werden. Vital Klemm und seine Tochter kamen nach einem Zwischenhalt bei der Polizei wieder einmal nach Hause. Mary allerdings wurde kurz darauf wieder schwanger. Nach der Geburt ihres zweiten Kindes lebte sie definitiv von den Eltern getrennt, und ihr erstes Kind besucht sie praktisch nicht mehr.

Ich muß Vital Klemm bei der Erzählung der eben geschilderten Vorfälle recht erstaunt, vielleicht recht ungläubig zugehört haben. Jedenfalls fügte er entschuldigend hinzu, er sei eben früher Boxer gewesen. Angst habe er nie verspürt, wenn er sich auf der Suche nach seiner Tochter in das »Milieu« begeben habe, trotz der dort herrschenden und zu erwartenden Gewalttätigkeiten.

Wie ist das bei einem Menschen zu verstehen, dessen gesamtes Existieren so hochgradig angstgestimmt ist wie jenes unseres Patienten? Der von sich aus kaum mehr einen Schritt tut, ohne von seiner Frau begleitet zu sein? Der die lebensrettenden Tabletten dauernd griffbereit hält?

Nicht von ungefähr habe ich dem Patienten für diese Schilderung den Vornamen *Vital* gegeben. Denn zweifellos verbirgt sich hinter der Fassade der Angst eine überdurchschnittlich vitale, im besten Sinne aggressive Persönlichkeit, ein Mensch, der seine Probleme lieber im wahrsten Sinne des Wortes handgreiflich anpackt, statt darüber zu reflektieren; ein kompromißloser Kämpfer. Diese Kompromißlosigkeit war andererseits auch der Hemmschuh für eine freie Begegnung mit Welt und Menschen. Der Wille sei alles, hatte er mir ja mehrmals eröffnet. Für ihn hieß das, mit dem Kopf durch die Wand zu gehen. Es bedeutete auch die Verleugnung jeglicher Schwäche, bei sich und bei anderen. Es bedeutete Intoleranz gegenüber allem, was nicht seinem Weltverhältnis, seinen Idealen entsprach. Diese allerdings waren durch das bestimmt, was er von seiner Erziehung und von überlieferter Weltanschauung, von familiärer und gesellschaftlicher Tradition mitbekommen, besser gesagt, übernommen hatte. So gesehen erwies sich das Dasein unseres Patienten weit entfernt von jener Offenheit und Mitmenschlichkeit, die den Grundzug, das »Existenzial« (Heidegger) des menschlichen Daseins ausmacht. Im praktischen Leben blieb der Patient in dieser Hinsicht weit hinter seinen Möglichkeiten zurück. Da klemmte seine Menschlichkeit. Daher nenne ich ihn Vital *Klemm*. Moralbegriffe galten ihm alles. Er war ein »Man-Mensch«, einer Norm verpflichtet, die keine individuellen Bedürfnisse anerkannte. Er war – den Absolutheitsanspruch des Gesetzes anerkennend – im Grund ein »alttestamentlicher« Mensch.

Woher aber wissen wir, daß er »hinter seinen Möglichkeiten« zurückblieb, daß er eigentlich andere mitmenschliche Möglichkeiten hatte, daß es nicht einfach seiner »Natur« entsprach, so und nicht anders zu sein? Ich meine, aus zwei Hinweisen: aus dem Verhältnis zu seiner Frau und zu seinen Kindern, die Stieftochter eingeschlossen, wie auch aus seiner Krankheitssymptomatik.

Zu seiner Frau hatte der Patient ursprünglich, wie aus seinem Lebensbericht hervorgeht, ein merkwürdiges Verhältnis. Es ist, als ob er sich nur langsam, über Jahre hinweg, in diese Beziehung hineingetastet hätte. Es brauchte zwei voreheliche Kinder, bevor er sich zur staatlich anerkannten Bindung entschließen konnte, während er mit seinem Geschäft schon längst »verheiratet« war. Frau und Kinder akzeptierte er zunächst mehr aus Pflichtgefühl denn aus Liebe. Allmählich jedoch stellte sich eine Beziehung her, die über die konventionelle Ehegemeinschaft hinausging. So unproblematisch, wie er es zu Beginn der Therapie darstellte, war seine Frau gar nicht. Hatte schon der überweisende Arzt mitgeteilt, sie sei bei ihm wegen Spannungszuständen im Nacken in Behandlung, so ergänzte der Patient dies nun dahin, daß sie seit Jahren an schweren Depressionen litt und deswegen längere Zeit in psychiatrischer Behandlung gestanden habe. Vermutlich war dies auch der Grund für ihr Mißtrauen der Psychiatrie gegenüber. Denn ein Gespräch hatte kaum je stattgefunden, vielmehr wurde sie mit Antidepressiva »abgespeist«. Muß nicht auffallen, daß beide, Vital Klemm und seine Frau, an Spannungsschmerzen im Nakken litten? Könnte es sein, daß beide damit auch ihre Halsstarrigkeit leibhaftig ausdrückten? Sie nämlich, so stellte sich heraus, war ebenso unfrei wie er. Nur fehlte ihr die Vitalität ihres Mannes, aggressiv nach außen zu agieren. Sie wurde erdrückt, gab nach und verfiel in Depression.

Es wird oft behauptet, die Depression sei letztlich eine gegen die eigene Person gerichtete Aggression. Sofern man Aggression lediglich destruktiv versteht, mag dies stimmen.

Denn die Depression ist tatsächlich einer Destruktion, einer Zerstörung des freien Weltverhältnisses gleichzustellen. Der Rückzug aus mitmenschlichen Bezügen, die bedrückte Stimmung, die Einengung der Interessen, die Erlahmung jeglicher Lebensfreude und Vitalität sind deutliche Anzeichen eines Lebensunwillens, der im Suizidversuch, beziehungsweise im vollendeten Suizid, seine letzte Konsequenz findet. Der Selbstmord ist nicht lediglich die leibliche Vernichtung, sondern wohl in erster Linie die totale Destruktion der mitmenschlichen und mitweltlichen Beziehungen. Die Bedrückung des Menschen kann auf verschiedene Weise leiblich zum Austrag kommen. Zum Beispiel in einer hochgradigen Verkrampfung und Erregtheit, man spricht dann von einer tonischen oder agitierten Depression, oder in einem Sich-fallen-Lassen, in einem Zustand völligen Gelähmt-Seins, der atonischen Form der Depression. Daß es zudem Depressionen mit mehr appellativem, hysterischem und zwanghaftem Charakter gibt, soll der Vollständigkeit halber erwähnt werden. Bei der Frau unseres Patienten lagen zweifellos anankastische Züge vor, doch entsprach ihre Depression mehr der atonischen Form, womit auch ausgesagt ist, daß man bei ihr kaum Züge einer nach innen gekehrten Aggression finden konnte.

Immerhin vermochte sie, auch durch die Sorge um die Gesundheit ihres Mannes und die mütterliche Fürsorge um ihr Enkelkind bedingt, ihren Mann zu bewegen, sich ihr menschlich zu nähern. Er erfüllte nicht nur jeden ihrer ausgesprochenen Wünsche, sondern las sie ihr buchstäblich von den Augen ab. So verschmolzen sie letztlich dermaßen zu einer Einheit, daß keiner von beiden mehr glaubte, ohne den Partner leben zu können. Sie begleitete ihn, wo immer er auch hinging, er verbrachte gemeinsam mit ihr Urlaubs- und Krankheitstage. Ich betrachtete es bereits als kleinen Therapieerfolg, als der Patient nach einigen Sitzungen von sich aus, ohne von mir beeinflußt worden zu sein, beschloß, wenn immer möglich allein zu mir zu fahren, und dies auch durchführte.

Vital Klemm war im Bereich der mitmenschlichen Beziehungen, im besonderen in jenem der Liebesfähigkeit, schwer behindert. Ihm galten die Leistung und der Erfolg mehr als die harmonische, keinen »Gewinn« abwerfende Liebe. Als *Möglichkeit* war ihm aber, wie wir gesehen haben, auch dieser Weltbezug gegeben. Der Zusammenbruch erfolgte in Zusammenhang mit dem Verhältnis zur Stieftochter. Wenn man ihm gesagt hatte, sein leibliches Versagen sei die Folge der beruflichen Überlastung, dann war dies nur bedingt richtig. Tatsächlich ist diese Überforderung bei einem Mann gegeben, der sich dermaßen auf *Sach*bezogenheit eingeengt hat. Wesentlicher aber ist, daß er dabei die gefühlsmäßigen mitmenschlichen Bezugsmöglichkeiten der Liebe vergaß.

Solcher Einsicht verschloß sich der Patient jedoch fast gänzlich. Nach wie vor gab er sich der Illusion hin, seine mitmenschlichen Beziehungen seien durchaus in Ordnung. Hätte er nicht gerade durch seine körperlichen Symptome darauf verwiesen, wäre sein Leben vermutlich kaum verändert worden. Die Welt war, was ihn betraf, in Ordnung. Der Durchbruch erfolgte in einer Art und Weise, die ihn als Person am wenigsten in Frage stellte, in der Krankheit. Denn was wir bisher als Krankheit bezeichnet haben, die Herzkrämpfe, der hohe Blutdruck, die Nacken- und Kopfschmerzen entsprechen grundsätzlich bestimmten Verhaltensweisen, die durch mangelnde Offenheit gekennzeichnet sind.

Therapeutisch boten sich verschiedene Möglichkeiten an:

a) die »somatisch«-symptomatische Therapie, das heißt die internistische Behandlung der Beschwerden verursachenden Organe. Antihypertensiva, Nitropräparate, Analgetika wurden angewandt. Bisher erfolglos.

b) eine »psychosomatisch«-symptomatische Therapie, das heißt eine intensive Behandlung mit Anxiolytika und Antidepressiva. Auch dies wurde, bisher erfolglos, versucht.

c) eine »tiefenpsychologisch-analytische Psychotherapie«.

Die Beantwortung der Frage, welche Art von Therapie anzuwenden ist, hängt nicht ausschließlich von der medizinischen Diagnose ab. Zunächst trifft der Patient selbst die Entscheidung, indem er sich ein Bild von seiner Krankheit macht. Wenn er sein Krank-Sein als einen technischen Defekt versteht, wird eine entsprechende, auf biologisch-naturwissenschaftlicher Basis beruhende Therapie seinen Erwartungen entsprechen. Erst das Versagen der medizinischen Behandlung führt zu einer Änderung der Erwartungshaltung des Patienten. Mit anderen Worten: Unabhängig von der ärztlichen Indikation wird der Patient selbst den Heilungsplan beeinflussen, wenn ein erwarteter Erfolg nicht in der von ihm erhofften Zeit eintritt und wenn dann – meist nach mehrfachem Arztwechsel – das Vertrauen in die Medizin schwindet. Es folgt darauf die Phase der Unsicherheit, des generellen Mißtrauens, der Verzweiflung. Die einen wenden sich paramedizinischen Heilpraktiken zu, andere öffnen sich der Erkenntnis, daß ihr Leiden eine »psychische« Komponente aufweist. Im Bewußtsein des Patienten und der Ärzte bedeutet dies, daß nun *auch* psychiatrisch eingegriffen werden muß. Da bietet sich eine ganze Industrie mit einer Vielzahl pharmazeutischer Präparate an. Diese vermögen, daran ist kein Zweifel, auf das faktische Gestimmtsein des Menschen einzuwirken, sie vermögen aber nicht spezifische Konflikte zu lösen. Immerhin kann das Dasein erträglicher gestaltet werden. Zudem sind Anxiolytika, Antidepressiva, Neuroleptika in vielen Fällen zur Überbrückung unerträglicher Situationen und Zustände unumgänglich. Es hängt also wesentlich von der Belastbarkeit und Frustrationstoleranz ab, ob zeitweise während einer Psychotherapie auch Psychopharmaka verordnet oder zumindest zugelassen werden sollen. Ich betone: zeitweise. Denn eine dauernde Medikation würde heißen, daß der Leidensdruck, wohl unabdingbar für eine gute Therapie, ausgeschaltet bleibt und zudem der Patient weder seine Leidenstoleranz zu erproben noch die eigene Initiative und Aktivität zu fördern vermag.

Die Ablösung des Patienten von seiner bisherigen Therapie geschieht nicht von einem Tag auf den anderen. Im Falle der eigentlichen medizinischen Therapie kommt hinzu, daß sie oft, auch ohne Heilwirkung, lebenserhaltend ist. Schon aus diesem Grunde ist sie so lange beizubehalten, bis der Patient im Verlaufe seines eigenen Reifungsprozesses auch mit seiner körperlichen Situation auf eigenen Füßen stehen kann.

Es wäre mir darum nie eingefallen, Vital Klemm auch nur anzudeuten, die bisherige Behandlung beim Internisten abzubauen oder gar einzustellen. Wohl nichts wäre verheerender gewesen als dies. Seine Enttäuschung über die mangelnden bisherigen Therapieerfolge meiner medizinischen Kollegen war zwar groß, und mehr als einmal mußte ich der Versuchung widerstehen, ihm die Fruchtlosigkeit und Aussichtslosigkeit der »medizinischen« Therapie zu attestieren und eine »psychologische« Behandlung als Alternative anzupreisen. Ein solches Vorgehen hätte jedoch erfahrungsgemäß kaum den gewünschten Effekt, wohl aber gegenteilige Folgen gehabt. Die Analyse darf nie zur Konkurrenz anderer Behandlungsmethoden und anderer therapeutischer Psycho- oder Somatotherapien werden. Ihre Methode fällt völlig aus dem Rahmen jeglicher traditionsgemäßen ärztlichen oder theologischen Fürsorge, ihr Ziel ist verschieden und auch der Behandlungserfolg anders zu werten. Eine analytische Behandlung ist demzufolge kein Rezept. Sie ergibt sich oder auch nicht, je nachdem, ob zwischen Patient und Therapeut eine Beziehung entsteht oder nicht.

Diese Beziehung schien sich zwischen Vital Klemm und mir anzubahnen. Trotz seiner regelmäßig vorgetragenen Überzeugung, er brauche keinen Psychiater, kam er gerne in die anberaumten Stunden. Meistens fand er sich etwa eine Viertelstunde zu früh im Wartezimmer ein. Es bereitete ihm keinerlei Mühe, das Gespräch zu beginnen und ohne Pause durchzuhalten. Die Fahrt zu mir dauerte jeweils eineinhalb Stunden, so daß er allein für den Weg drei Stunden brauchte. Ich hatte ihm allerdings angeboten, für ihn einen Therapeuten zu finden, der in seiner Nähe wohnte. Im allgemeinen nehme ich nicht gerne Patienten in eine intensive Therapie, die einen allzu weiten Weg zurückzulegen haben. Selbst wenn die materiellen und zeitlichen Voraussetzungen von seiten des Patienten für diesen Aufwand gegeben sind, so bedeutet dies doch eine zusätzliche Belastung, sowohl für den Analysanden wie auch für den Analytiker, besonders in den zu erwartenden schwierigen Zeiten der Analyse. Beim Patienten kann die Belastung widerstandsverstärkend wirken, beim Therapeuten das Bedürfnis nach vermehrter (und der analytischen Gelassenheit abträglicher) Aktivität steigern. Wir alle sind bereits derart dem Konsum- und Leistungsdenken verfallen, daß Aufwand und Ertrag in einem bestimmten Verhältnis zueinander stehen müssen. Ist es dann eventuell zu verantworten, eine Stunde oder mindestens einen Teil der Stunde schweigend zu verbringen, obwohl diese Sitzung möglicherweise den Patienten einen halben Tag kostet?

Diese und ähnliche Überlegungen wurden vom Patienten selbst hinweggefegt. Ihm, der täglich stundenlange Autofahrten für sein Geschäft in Kauf genommen hatte, machte die in Aussicht zu nehmende Reise zu mir, auch mehrmals wöchentlich, nicht den geringsten Eindruck. Arbeitstermine gab es für ihn, vorläufig wenigstens, nicht. Sein Internist wohnte ebenfalls in einer anderen Region als er. Für seine Frau sei es eine Abwechslung, in der Schweiz herumzufahren. So würde sie von ihren depressiven Gedanken abgelenkt. Ich willigte also ein, und wir vereinbarten, daß Vital Klemm zweimal wöchentlich zu mir kommen sollte.

Marlis Gassmann

Dr. Hector Wille und Reto Casaulta: Der Herzinfarkt oder das »gebrochene Herz«

Es war an einem kalten, stürmischen Wintermorgen. Noch früher als sonst saß ich in meiner Praxis. Der erste Patient, Bezirksrichter, ging schon seit zehn Minuten ruhelos im Wartezimmer auf und ab. Endlich, sagte mir sein Blick, als ich die Sprechzimmertüre öffnete. Hastig drückte er seine Zigarette, es war bereits die fünfte, in meinem Blumentopf aus und stellte sich vor mich und meinen Schreibtisch. Es schien, als wolle er im Stehen seine Beschwerden vorbringen. Er wolle mich nicht lange aufhalten, begann er, sein Hauptanliegen sei, daß ich seinem Herzen die Zügel anlegen solle. Er werde in letzter Zeit von unaufhörlichem Herzklopfen und Herzrasen gequält, oft habe er das Gefühl, sein Herz hüpfe ihm auf und davon und aus dem Leibe. Auch dürfte sein Blutdruck in höchste Höhen emporgeklettert sein. Dumpfer, schwer lastender Druck auf der Brust verursache ihm oft unheimliche Angst. Nervös nestelte er an seinem Hemdkragen, wischte sich mit dem Taschentuch große Schweißtropfen von der breiten Stirn und setzte sich schließlich hin. Gequält blickte er auf seine goldene Armbanduhr: »Um 9.00 Uhr steht mir ein Gerichtstermin bevor.« Mechanisch griff er in seine Rocktasche und zauberte im Nu die nun bereits sechste Zigarette hervor. Die braune Hautverfärbung zwischen Zeige- und Mittelfinger der rechten Hand deutete auf einen erheblichen Nikotinabusus hin. Auf meinen fragenden Blick steckte er mit zitternder Hand die Zigarette wieder weg und entschuldigte sich. Jetzt erst schien er wahrzunehmen, daß er sich im Sprechzimmer eines Arztes befand. Doch schon begann sein Blick wieder unruhig über die Gegenstände auf meinem Schreibtisch und über die Wände zu schweifen. »Stört Sie etwas?« fragte ich ihn. »Ja«, erwiderte er, »da Ihr Rezeptblock, der offen auf dem Tisch liegt und zur freien Bedienung einlädt.« Ohne Pause knüpfte er daran eine Geschichte aus dem Gerichtssaal über Diebstähle von Rezeptblöcken und Medikamentenmißbrauch. »Wenn es Sie beruhigt«, entgegnete ich und steckte den Rezeptblock weg. »Doch nun erzählen Sie mir mal etwas von sich und über Ihre Beschwerden.« Unwillkürlich griff er sich ans Handgelenk, um den Puls zu fühlen. »Wissen Sie, das Pulszählen beruhigt meine Nerven.« Nach diesem Vorspiel schien der Patient seinen psychischen Gleichgewichtszustand wiedergefunden zu haben und begann mit seiner Krankengeschichte.

Schon als Gymnasiast hatte er sich herzkrank gefühlt, hatte oft über Herzklopfen und Nervosität geklagt. Ich erfahre, daß er als Waisenkind aufgewachsen ist und elterliche Geborgenheit nie gekannt hat. Der Vater starb früh an einem Herzschlag, und die Mutter verunfallte tödlich, als er noch keine zwei Jahre alt war. Unter der Aufsicht einer autoritären Tante verbrachte er die Kindesjahre. Früh prägte er sich die Figur des Vaters ein, der, wie er aus Erzählungen wußte, ein sehr tüchtiger und intelligenter Jurist und Geschäftsmann gewesen war. Im Nacheifer dieses Vorbildes entwickelte er einen überhöhten Ehrgeiz, dem seine Leistungen in der Schule entsprachen. Als Spitzenschüler absolvierte er Volksschule und Internat. In der Phantasie entwickelte er ehrgeizige Berufspläne, und auch für sein Privatleben strebte er höchste Vollkommenheit in paradiesischer Eintracht mit einem weiblichen Wesen an. Gerade sein Ehrgeiz hinderte ihn aber an der Aufnahme normaler mitmenschlicher Kontakte; so wundert es nicht, daß sein Verhältnis zum weiblichen Geschlecht gestört war. Als Folge dieser verkrampften Haltung entwickelten sich Aggressionen, die er mit gesteigerter Arbeitswut zu bekämpfen und im Nikotindunst zu ersticken versuchte. Mißstimmungen ertränkte er im Alkohol. Nach glänzend bestandenem Abitur steuerte er getreu seinem Vorbild eine juristische Laufbahn an. Die erste Liebe überfiel ihn unvorbereitet, und als streng katholisch erzogener junger Mann heiratete er schon im vierten Studiensemester eine gleichaltrige Studienkollegin, die bald darauf schwanger wurde. Nach sechsmonatiger Ehe traf er seine »Mutter«: eine um viele Jahre ältere, fürsorglich mütterlich veranlagte Frau, die ihn unter ihre Fittiche nahm. Erstmals fühlte er sich zu Hause und geborgen, gleichsam im mütterlichen Schoß. Auflösung der ersten Ehe war die unmittelbare Folge dieser tief empfundenen neuen Beziehung. Aber nicht nur die eheliche Gemeinschaft zerbrach: Auf sein Drängen hin wurde eine Abtreibung bei der im vierten Schwangerschaftsmonat stehenden ersten Frau vorgenommen. Die Erwartungen, die er in die zweite Ehe steckte und die sich mit dem jugendlichen Wunschtraum einer paradiesischen Zweisamkeit und des Behütetseins deckten, wurden nicht erfüllt. Aus seinem Wunschtraum erwachend, realisierte er zum ersten Mal, daß er nicht nur schuldig am Scheitern seiner ersten Ehe, sondern auch verantwortlich für die Vernichtung eines Menschenlebens war. Schuldgefühle und Angstzustände begleiteten ihn fortan durch sein ganzes Leben. In diesem Moment, im Alter von 24 Jahren, begann sein Kranksein. Er verdrängte die psychischen Konflikte und stürzte sich vermehrt in seine berufliche Tätigkeit, bald schloß er ebenso glänzend sein juristisches Studium ab. Nervosität und Herzklopfen, Steigerung des Blutdruckes waren unausbleibliche Folgen der verdrängten Komplexe. Die zweite Ehe blieb kinderlos, nicht zuletzt deshalb, weil sich bei meinem Patienten eine Impotenz entwickelte, für die er scheinbar keine Erklärung fand. Die eheliche partnerschaftliche Beziehung flachte zu einer Kameraderie ab, in der man sich Nikotinsucht und Alkoholismus teilte. Der beruflichen Karriere widmete der Patient aber weiterhin seine volle Aufmerksamkeit. Er stieg bis zum ersten Bezirksrichter auf. Die Diskrepanz zwischen angespannter beruflicher Beanspruchung, getreuer Pflichterfüllung und seelischem Zerfall führte zu einer zwanghaften Haltung sich selbst und der Umwelt gegenüber. Die äußere wohlgepflegte Erscheinung verbarg die innere Leere. Seine große Fachkenntnis, die Fähigkeit zu effizienter Arbeit fand die volle Anerkennung seiner Vorgesetzten, die ihn mit Arbeit überhäuften. Er selbst kannte seine Belastbarkeitsgrenze nicht und schuftete Tag und Nacht, womit sein starker Nikotinkonsum auch auf die Nachtstunden ausgedehnt wurde. Ein Zusammenbruch war voraussehbar.

Schon im Laufe des ersten Gesprächs mit dem 43jährigen Patienten wurde mir klar, daß es sich um einen im höchsten Maße gefährdeten Menschen handelte. Alle Risikofaktoren für einen Herzinfarkt waren vorhanden: beruflicher Streß, Nikotinabusus, Nervosität, hoher Blutdruck und Neigung zu Herzjagen sowie – für mich entscheidend – die fehlende Einsicht des Patienten, daß nur eine sofortige Änderung seiner Lebensweise eine körperliche Überforderung und damit eine Katastrophe abwenden konnte.

Wie viele meiner Infarktpatienten zeigte er die zwanghafte charakterliche Rigidität, die es ihm nicht erlaubte, seine organischen Störungen als ursächliche Folge der primären Störung des seelischen Gleichgewichts zu erkennen. Nicht einmal die Demonstration der bereits bestehenden koronaren Durchblutungsstörung im Elektrokardiogramm vermochte den Patienten zu überzeugen, daß er die Arbeit reduzieren oder seinen Nikotinkonsum einschränken mußte. Die tief verwurzelte Meinung, die koronare Krankheit als rein organisches Leiden anzusehen, die allein mit Medikamenten zu bekämpfen und zu heilen sei, teilte dieser Patient mit einer Mehrzahl meiner koronaren Herzpatienten. Wohl gelang es, durch entsprechende Medikamente den Blutdruck zu senken, die Anfälle von Herzjagen und Druckgefühl auf der Brust zu mindern, doch trat das voraussehbare Infarktereignis wenige Monate nach Behandlungsbeginn trotzdem ein. Obwohl der Krankheitsverlauf und die Erlebnisse auf der Intensivstation dem Patienten einen unauslöschlichen Eindruck hinterlassen hatten, fehlte es ihm an Einsicht zur Umkehr, wie sie von jedem vernünftigen und besonders von diesem intelligenten Menschen hätte erwartet werden können. Nach kurzer Erholungszeit und ungenügender Rehabilitation lastete bald wieder die gleiche Arbeitsbürde auf Dr. Wille, die anfänglich geübte Restriktion im Rauchen wurde bald fallengelassen, der Blutdruck stieg wieder an, und bald stellten sich auch wieder die gefürchteten Herzsymptome ein. Es war, als ob dieser Patient zum Tode hindränge. Ich hatte den Eindruck, daß die von ihm seinerzeit verlangte Abtreibung nachwirkend primäre Ursache eines Selbstvernichtungstriebes geworden war. Eines Tages rief mich der Patient wegen eines neuen koronaren Herzanfalles mit schwerem Brustschmerz und Vernichtungsgefühl zu sich. Ich fand den Patienten im Bett sitzend, unruhig und ängstlich gespannt mit immer noch anhaltendem Brustschmerz. Mein Ansinnen, ihn wegen des sicher feststehenden zweiten Herzinfarktes sofort zu hospitalisieren, wies er weit von sich mit der wohl typischen Begründung, daß eine wichtige gutachterliche Tätigkeit zuerst abgeschlossen werden müsse, bevor er... Mitten im Satz brachen seine Augen und sein Herz. Alle Wiederbelebungsmaßnahmen waren erfolglos. Es war, als ob der Patient endlich sein Ziel erreicht, seine alte Lebensschuld gelöscht hätte, um deren Tilgung er wohl jahrelang vergeblich bemüht war. Es wäre zu einfach, den hohen Blutdruck, die Hypertonie dieses Patienten und die damit verbundene Förderung der koronaren Herzkrankheit allein auf die gesellschaftliche und berufliche Situation mit hohen Leistungsansprüchen zurückführen zu wollen, wenngleich auch sozio-ethische Streßsituationen die Hypertonie fördern können. Die Krankheit dieses Patienten war so eng mit seiner Lebensgeschichte verbunden und in ihr begründet, daß die Hypertonie nur mehr als Katalysator zu wirken und den Ablauf zu beschleunigen vermochte. Wenngleich dieser Fall eines Herzinfarktes die Zusammenhänge zwischen seelischer Gleichgewichtsstörung, verdrängter Schuld und organischem Leiden zeigt, ist er doch nicht exemplarisch für die meisten Infarktpatienten, bei denen das Herz unter privater Beanspruchung brechen kann.

Am Beispiel eines anderen 40jährigen Mannes, den ich Reto Casaulta nennen will und der mich in meiner Sprechstunde wegen Herzrasens, Schwitzens, Nervosität und Schlafstörungen aufsuchte, möchte ich dies näher zu beschreiben versuchen.

Tagsüber verfolgt durch eine innere vibrierende Unruhe, nachts von beklemmenden zuschnürenden Gefühlen in der Brust- und Halsregion gepeinigt und deutlich von Kräften gekommen, saß dieser Patient vor mir. Aus einer einfachen kinderreichen Bündnerfamilie stammend, streng katholisch erzogen, in die für ihn ungewohnte Stadtwelt versetzt, gelang es ihm dank Fleiß und strebsamen Arbeitseifers, sich von einem einfachen Bankangestellten zum Bürochef mit etwa zehn untergeordneten Mitarbeitern emporzuarbeiten. Noch wenig an die Lebensgewohnheiten in der Stadt adaptiert, lehnte er sich mit 23 Jahren an eine um etwa einen Kopf größere und zwei Jahre ältere Frau an. Eine Mußheirat zwang den Patienten in eine zwiespältige Situation. Obwohl der ersten Schwangerschaft bald eine zweite gefolgt war, waren sich beide Ehepartner bewußt, daß sie nicht zueinander paßten, ohne indessen wohl auch wegen der Kinder die Ehe auflösen zu können. Die ehelichen intimen Beziehungen wurden instinktiv eingeschränkt und erloschen dann ganz. Der Mann stürzte sich vermehrt in seine Arbeit, die Frau auf einen Geliebten. Die ihn in seelischer und körperlicher Beziehung überragende Frau ging, ohne dadurch in ihren häuslichen Pflichten nachzulassen, eine Beziehung mit einem katholischen Priester ein, für den sie sich mit aufopfernder Hingabe verwendete. Dem Patienten blieb diese Beziehung nicht verborgen, er mußte sie tolerieren, da er aufgrund seiner Erziehung und seines Pflichtgefühls nicht in der Lage war, entscheidende Schritte zur Auflösung der Ehe einzuleiten. Er fühlte sich wehrlos und konnte an seiner Lebenssituation nichts ändern. Kompensatorisch steigerte er seine Arbeitsleistung, begann zu rauchen, wurde bald zu einem Kettenraucher mit 60 Zigaretten Tageskonsum. Er aß viel und reichlich, setzte sogenannten »Kummerspeck« an und suchte gelegentlich verschiedene Ärzte auf, da sich intestinale Symptome einstellten, die Ausdruck eines chronisch rezidivierenden Duodenalgeschwüres waren. An der äußersten Grenze seiner Kraft lebend und arbeitend gelang es ihm, sich buchstäblich gerade noch über Wasser zu halten. Mit 48 Jahren traten aber große Veränderungen am Arbeitsplatz auf, die den Patienten aus dem mühevoll aufrechterhaltenen Gleichgewicht warfen. Mit der Umstellung auf den Computerbetrieb an seinem Arbeitsplatz betraut, sah er sich nach einschneidender Reduktion seines Mitarbeiterstabes einer Maschine gegenüber, die er geistig wohl zu bewältigen wußte, die ihn aber die nun fehlenden menschlichen Kontakte vermissen ließ.

Seelisch zu Hause auf Schmalkost gesetzt, sah er sich nun am Arbeitsplatz einem hochtechnisierten »Ungeheuer« gegenüber, mit dem er keinen menschlichen Gedankenaustausch mehr pflegen konnte. Technisch begabt und mit all den sich stellenden Problemen eines Computerbetriebes vertraut, stieg er sogar zum Leiter der EDV-Anlage auf. Mit dem Computer selbst konnte er sich nicht befreunden und litt ganz gewaltig unter der zunehmenden Isolierung, die nun vom privaten häuslichen Bereich auf den Arbeitsplatz übergriff. Das ganze Risikobündel, das zum Herzinfarkt prädisponiert, war vorhanden: psychische Überforderung, Nikotinabusus, Fettleibigkeit und als deren Folge Zuckerkrankheit mit Vermehrung der Blutfette, Nervosität und Schlaflosigkeit. Mit 49 Jahren trat trotz eingehender ärztlicher Betreuung der Herzinfarkt ein.

Im Gegensatz zu Dr. Wille war dieser Patient nach den Erlebnissen auf der Intensivstation und in der Klinik einsichtig genug, nach erfolgter Genesung seine Lebensweise zu ändern: Er rauchte nicht mehr, nahm an Gewicht ab, trieb Sport, war in der Lage, sich am Arbeitsplatz von den ihn dort beschäftigenden Problemen etwas zu distanzieren, und versuchte die häuslichen und beruflichen Konfliktsituationen rational besser zu verarbeiten, was ihm bis zu einem gewissen Grade gelang. Wie er sich früher an seine seelisch und körperlich kräftigere Frau Schutz suchend gebunden hatte, klammerte er sich jetzt ängstlich an die ihn überwachenden Ärzte. Jede Änderung des Befindens, eine geringfügige Vermehrung des Pulsschlages führten ihn in meine Sprechstunde. Diese regelmäßigen ärztlichen Kontakte und Gespräche genügten, um sein seelisches Gleichgewicht einigermaßen wiederherzustellen, so daß er in der Folge von weiteren Herzattacken verschont blieb.

Die Parallelität zwischen privater und beruflicher Situation ist auffallend. Als Mann und Mensch in seinem Liebesbedürfnis zu Hause nicht voll anerkannt, brach diesem Menschen das Herz, als er erkannte, daß die bis dahin ersatzweise angebotenen menschlichen Kontakte am Arbeitsplatz nach der Ersetzung der Mitarbeiter durch eine seelenlose Maschine auf ein unerträgliches Minimum beschränkt wurden. Die daraus resultierenden Enttäuschungen und Kränkungen gerade an einem Punkt, bei dem die ganze bisherige Lebensführung und menschliche charakterliche Haltung sowie das Bemühen, geliebt zu werden, sich als umsonst erwiesen, führten bei ihm in dem Moment, in dem die Wahrheit aufschien, zum Herzinfarkt. Als es dem Patienten schließlich gelang, sich einen Freundeskreis zu schaffen und sich darin wohlzufühlen, hatte er auch die unablässige Fürsorge seiner Ärztin nicht mehr so nötig. Er begann sich freier zu fühlen, was auch zu einer Verbesserung seiner ehelichen Situation beitrug. Einmal mehr zeigte sich, daß Partner an der Genesung der Patienten teilhaben, wenn diese selbst den Weg zu einer besseren Beziehung einschlagen und nicht mehr nur »reagieren«. Der Patient ist seit zehn Jahren beschwerdefrei.

Psychosomatik der Herz- und Kreislauferkrankungen

Das Herz als Organ des menschlichen Körpers

Die moderne Medizin weist im Bereich der Herz-Kreislauf-Erkrankungen eindrucksvolle Resultate hinsichtlich der technisch-apparativen und medikamentösen Behandlung auf. Dem Therapiefortschritt steht jedoch eine deutliche Zunahme der Krankheiten gegenüber, so daß sich die Frage stellt, wer denn den Wettlauf gewinnen werde, die Medizin oder die Krankheit. Diese Frage ist keineswegs belanglos, da Herzkrankheiten und solche des Kreislaufs tödlich verlaufen können und dies in hohem Maße auch tun.

Diese Angaben werden allerdings auch in Frage gestellt. Es wird zwar von einem »Panoramawandel der Sterbeursachen« gesprochen, auch davon, daß Herz-Kreislauf-Krankheiten die »Todesursache Nummer eins« bilden und daß in den meisten Industrieländern jeder zweite an den Folgen einer Gefäßerkrankung stirbt; andererseits ist unter Epidemiologen eine »nicht erlahmende Diskussion« im Gange, ob dieser Zuwachs real ist oder nur auf sich verändernden Faktoren der statistischen Erfassung beruht. Von einer »seuchenhaften Zunahme«, einer »Epidemie« oder »explosionsartigen Ausbreitung« insbesondere des Herzinfarktes kann nach Ansicht mancher Ärzte jedenfalls nicht die Rede sein. In diesem Zusammenhang weist Halid Bass[2] darauf hin, daß »das medizinisch-epidemiologische, soziale und wirtschaftliche Gewicht« der Herz-Kreislauf-Krankheiten in der Vergangenheit wohl oft übertrieben wurde und daß es »bei aller Unsicherheit der Unterlagen« klar sei, daß es sich überwiegend um eine Gesundheitsgefährdung im späten Lebensalter handle. Die nackten Zahlen sprechen allerdings eine andere Sprache.

In der Bundesrepublik Deutschland erleiden, sofern man den immer wieder sich ändernden Statistiken trauen kann, täglich etwa tausend Bürger einen Herzinfarkt. 1948 zählte man noch 2600 Infarkttote, heute wird die Zahl mit 85000 bis 100000 jährlich angegeben. Dazu kommen die recht häufigen Herz- und Gefäßkrankheiten, die nicht zum Tode führen, aber die Lebensqualität des einzelnen, gelegentlich ganzer Familien, beträchtlich herabsetzen, beispielsweise die essentielle Hypertonie, die Angina pectoris, die koronare Herzkrankheit und vieles andere mehr. Nicht erfaßt sind mit diesen Zahlen jene Menschen, die an einer »funktionellen Herzkrankheit« leiden, an einer Krankheit also, die gleiche oder ähnliche Symptome wie eine organisch bedingte Herzschädigung aufweist, ohne daß ein somatischer Befund erhoben werden kann. Man spricht dann gerne vom »nervösen Herzen« oder von »Herzneurosen«. In all diesen Diagnosen aber wird vom Herzen als von einem »Organ« gesprochen, das mehr oder weniger unabhängig vom Menschen als Ganzem, einer Maschine gleich, seine *Funktion* zu erfüllen hat. Ein Blick auf das *Wesen* des menschlichen Herzens wird uns jedoch zu anderen Einsichten führen.

Das Herz ist ein muskuläres Hohlorgan, das die Aufgabe hat, durch wechselnde Kontraktion (Systole) und Erschlaffung (Diastole) seiner Vorhöfe und Kammern den Blutstrom in den Gefäßen in Bewegung zu halten. Die Herztätigkeit ist weitgehend autonom; das Myokard enthält sogenannte »Schrittmacherzellen«, die dafür sorgen, daß das Herzgewebe rhythmische Kontraktionen auslöst. Maßgeblich dafür sind der Sinusknoten, der AV- (atrioventikulärer) Knoten und das Reizleitungssystem (RLS). Veränderungen der Herzfrequenz treten aufgrund verschiedener Außeneinwirkungen über den sympathischen Teil des vegetativen Nervensystems auf. So lernen die angehenden Medizinstudenten denn als erstes, daß das Herz ein »Pumpenpaar« darstellt, dessen Klappenventile erst einen gerichteten Blutstrom ermöglichen. Immerhin wird darauf hingewiesen, daß »fast alle psychischen (›herzlich‹; ›von Herzen‹) und physischen Aktionen« von Änderungen der Herzfrequenz begleitet sind. Die Herznerven sollen dem Herzen die Steuerimpulse des Zentralnervensystems im Sinne der Anpassung der Herztätigkeit an die Erfordernisse des Organismus vermitteln[3].

Die wissenschaftliche Entdeckung des Herz-Kreislauf-Systems ließ verhältnismäßig lange auf sich warten. Offensichtlich beschäftigte dies die Philosophen früher als die Ärzte. Für

Aristoteles galt das Herz als Organ der Empfindungen und Gemütsbewegungen. Über deren Störungen konnte er allerdings keine Angaben machen. Obwohl griechische Ärzte schon im vierten vorchristlichen Jahrhundert Herz und Blutkreislauf studiert und Thesen über deren Physiologie und Anatomie aufgestellt hatten, gelang erst William Harvey (1578–1657) die eigentliche Entdeckung des Blutkreislaufs. 1628 veröffentlichte er nach Durchführung von zahlreichen Vivisektionen an verschiedenen Tierarten und sogar Stauungsversuchen an Menschen, die jedoch unblutig verliefen, sein Hauptwerk »Exercitatio anatomica de motu cordis et sanguinis in animalibus« (Anatomische Abhandlung über die Bewegung des Herzens und des Blutes bei Tieren). Das Werk wurde von der damaligen Fachwelt sowohl hochgelobt wie auch, besonders von der Schulmedizin, geschmäht. Harvey widerlegte die antike Blutbewegungslehre, indem er von den Vorstellungen eines kleinen oder Lungenkreislaufs und den Entdeckungen des Baues und der Funktion der Herzscheidewand und der Venenklappen ausging. Aufgrund seiner Experimente stellte er die These der kreisförmigen Bewegung des Blutes auf, wobei die Kapillaren das letzte Bindeglied des Kreislaufs sein sollten[4]. Diese »kühne theoretische Konzeption von der Kreisbewegung des Blutes« war allerdings nicht das Ergebnis empirischer Forschungen, sie entstand vielmehr aus spekulativem Analogiedenken auf dem Boden der aristotelischen Naturkunde und Kosmologie[5], wonach alles, was sich im Kosmos und auf der Welt zeigt, einen Kreislauf bildet. Durch seine eigenen Beobachtungen an Tieren (die Sektion menschlicher Leichname war im damaligen England noch verboten) wurde er darin bestätigt. Für Harvey war das Herz der Urquell des Lebens und die Sonne der »kleinen Welt«, so wie die Sonne im gleichen Verhältnis den Namen »Herz der Welt« verdiene. Gilt Harvey als Begründer der modernen Kreislauflehre, so darf nicht übersehen werden, daß später Marcello Malpighi (1628–1694), der Leibarzt von Papst Innozenz XII., die Leistung Harveys, dessen Erkenntnisse er bestätigte, vervollständigt hat, indem er zusätzlich den Übergang des arteriellen Blutes in das Venensystem erklärte. Trotz dieser Forschungen blieb aber die Krankheitslehre des Herz-

Kreislaufs noch anderthalb Jahrhunderte unbekannt. Erst Theophile Laënnec (1781–1826) erfand die Auskultation (das Abhören) mittels des Stethoskops. Vom 19. Jahrhundert an machten hingegen die Fortschritte der Kardiologie (Lehre von dem Herzen und den Herzkrankheiten) »wahre Sprünge«. Röntgen und Elektrokardiogramm (EKG) wurden erfunden, gegen Ende des Jahrhunderts die Blutdruckmeßgeräte (Scipione Riva Rocci); 1929 führte ein deutscher Chirurg (Werner Forssmann) bei sich selbst die erste Herzkatheterisierung durch, indem er sich eine kontrastgebende Sonde in die Vene eines Armes einführte und sie bis in den rechten Herz-Vorhof vorschob. Die Angiokardiographie wurde schließlich zur Routineuntersuchung, mit der eine genauere Diagnose der angeborenen Herzleiden und Herzklappenerkrankungen möglich ist; dann entwickelte sich die Herz- und Gefäßchirurgie. Die Herz-Lungen-Maschine wurde gebaut, die Operationen am offenen Herzen ermöglichte. Schließlich kam der Pace-maker, der eingepflanzte Herzschrittmacher, der aus einer besonderen Batterie besteht, die unter die Haut gelegt wird und das Herz in einem vorgegebenen Rhythmus schlagen läßt. Bei der Koronarchirurgie wurden aufsehenerregende Entdeckungen gemacht. Die Überlebenszeit der Patienten mit Herzleiden hat sich erheblich verlängert. Zuletzt wagte man sich an die Herz-

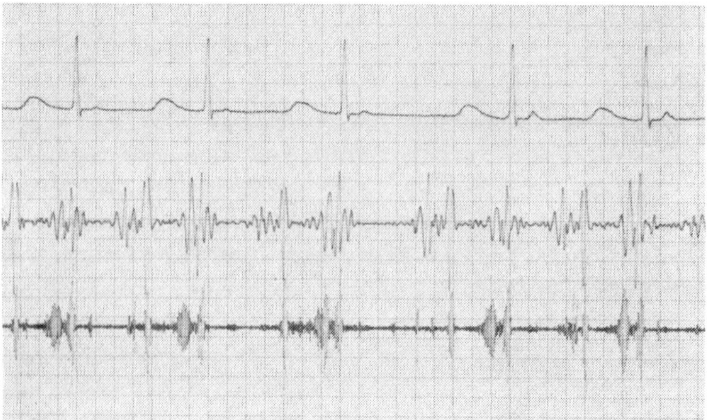

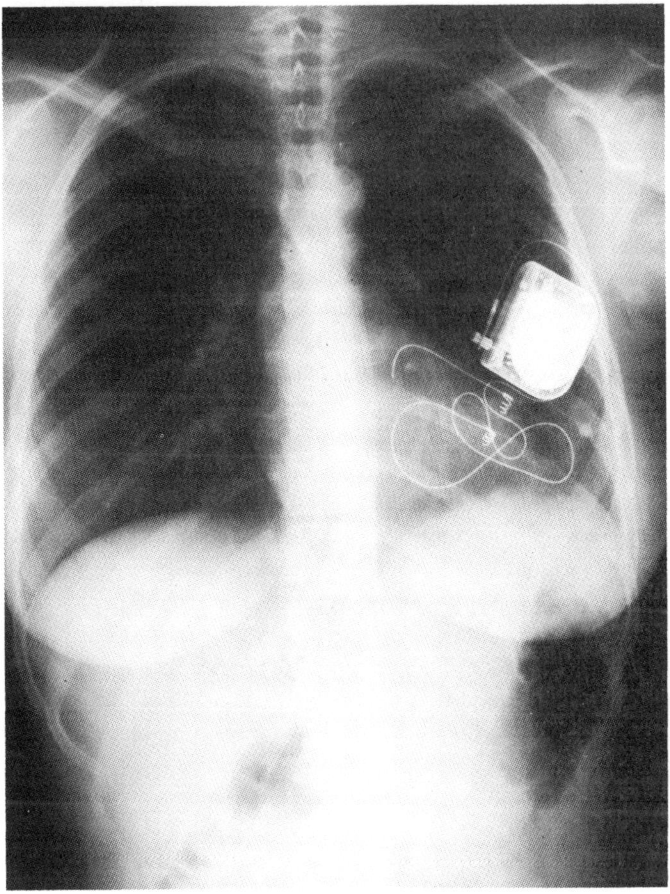

verpflanzung, die nach Versuchen in den USA erstmals von Christiaan Barnard 1967 in Südafrika erfolgreich durchgeführt wurde. Die Kardiologie in ihrer chirurgischen Form gehört heute zu den Leistungen einer sogenannten Spitzenmedizin.

Als der herzkranke Südafrikaner Louis Washkansky das Herz einer tödlich verunglückten fünfundzwanzigjährigen Frau erhielt, überlebte er damit achtzehn Tage. Nach dieser großes Aufsehen erregenden Transplantation folgten Rückschläge, was andere Forscher nicht hinderte, die operativen Möglichkeiten weiterzuentwickeln und zu verbessern. Die Herztransplantationen hatten allerdings nicht nur technische Fragen zur Folge, sondern auch psychische, ethische und juristische über Möglichkeiten und Grenzen medizinischer Eingriffe. So erließ der Europarat 1978 eine Resolution (Nr. 29) mit den Regeln über Entnahme, Transplantate und Transplantationen von aus dem Menschen gewonnenem Gewebe, wobei zwischen Entnahme vom Lebenden und vom Toten unterschieden wird. Die Schweizerische Akademie der medizinischen Wissenschaften erließ darauf Richtlinien, die sich mit jenen aus anderen westlichen Ländern in etwa decken:

Bei der Entnahme am Lebenden ist die Information über die Gefahren für den Spender und über den Nutzen für den Empfänger zu verlangen. Das Einverständnis des Spenders ist schriftlich festzuhalten. Bei nicht Urteilsfähigen ist das Einverständnis des legalen Vertreters notwendig. Gewebeentnahmen, die zu einem definitiven Organverlust führen, sind bei Kindern zu unterlassen.

Die Identität des Spenders darf dem Empfänger und diejenige des Empfängers darf dem Spender nicht bekanntgegeben werden, es sei denn, daß zwischen ihnen enge familiäre oder persönliche Beziehungen bestehen. Die Anonymität beider vor der Öffentlichkeit ist zu respektieren.

Die Spende von menschlichen Geweben soll gratis sein; Entschädigungen für entstandene Kosten und Erwerbsausfall sind zugelassen.

Bei Entnahme von Toten kann die Entnahme des Transplantates erfolgen, wenn nicht eine nachweisbare oder anzunehmende Opposition des Verstorbenen bekannt ist und wenn keine besonderen staatlichen Vorschriften bestehen.

Die Todesbescheinigung hat durch einen Arzt, der weder der Entnahme- noch der Implantationsequipe angehört, erstellt zu werden.

Bei der Feststellung des Todes ist nach den »Richtlinien für die Definition und die Diagnose des Todes« der Schweizerischen Akademie der medizinischen Wissenschaft zu verfahren.

Heute ist die Herzchirurgie in fast allen Teilen der Welt zur Alltagsroutine geworden. In den frühen sechziger Jahren wurde durch einen Zufall die »sanfte Gefäßerweiterung mit dem Ballon«, die sogenannte Ballonkatheter-Therapie, erfunden; erstmals konnte eine Arterie ohne Operation mechanisch geöffnet werden. Seit 1977 gelingt es, über die Beinarterie und die Aorta (die Körperschlagader) einen Katheter in die linke Herzkranzarterie einzuführen; mittels eines aufblasbaren Ballons wird die Verengung der Kranzgefäße »gesprengt«. Diese Methode eignet sich jedoch nur bei etwa sechs bis zehn Prozent der Infarktgefährdeten. Häufiger wird bei einer Angina pectoris die Bypass-Methode angewandt. Dabei wird dem Patienten, dessen Herz durch Anschluß an die Herz-Lungen-Maschine stillgelegt ist, ein 15 bis 20 Zentimeter langes Stück einer Beinvene entnommen und zur Umgehung (by-pass) der verengten Kranzarterie eingesetzt. Auch die operative Behandlung von Herzklappenfehlern durch mechanische und biologische Prothesen ist heute möglich. Herzschrittmacher gelten bereits als »Kleinsteingriffe«, die in Lokalanästhesie durchgeführt werden; der jüngste Patient soll ein drei Tage alter Säugling sein, an dem in Holland dieser lebensrettende Eingriff vorgenommen wurde, nachdem die Ärzte bereits während der Schwangerschaft beim Embryo eine Herzrhythmusstörung festgestellt hatten[6]. Einer Meldung aus der Tagespresse zufolge (Tages Anzeiger, 1. 2. 1990) wurde erstmals auch eine Herzoperation an einem menschlichen Fötus in der 31. und 33. Woche im Mutterleib vorgenommen. Im Guys Hospital (London) korrigierte ein Chirurgenteam eine Herzklappenmißbildung bei einem Kind mittels eines mit Hilfe von Ultraschall ferngesteuerten Katheters. Einen dritten chirurgischen Eingriff führten die Ärzte wenige Stunden nach der Geburt des Knaben am 4. 1. 1990 durch. Vermehrt werden auch Hoffnungen auf das vollständige Kunstherz gesetzt, zumindest auf die Möglichkeit, den linken Herzteil künstlich zu ersetzen. Hier stößt die Chirurgie allerdings vorläufig an Grenzen, die noch nicht genügend erforscht sind. Vor allem sind auch immunbiologische Probleme zu lösen, was sich im besonderen bei den (von Tierschützern angegriffenen) Experimenten zeigt, Affenherzen zu transplantieren[7]. Baby Fae erhielt am 26. Oktober 1984 in der chirurgischen Klinik der Loma Linda University in der Nähe von Los Angeles das Herz eines sieben Wochen alten Pavian-Babys. Der Säugling lebte damit drei Wochen lang, bis er starb.

Nicht nur auf chirurgischem Gebiet, sondern auch internmedizinisch werden Herz- und Gefäßkrankheiten immer erfolgreicher behandelt. Hier muß in erster Linie die Diagnostik und Therapie der Hypertonie erwähnt werden. Der Hochdruck ist eine häufige Erkrankung, an der etwa 15 Prozent der Bevölkerung leiden, wobei eine primäre, sogenannte *essentielle* Hypertonie von einer sekundären unterschieden wird. Bei einem Bluthochdruck über 160/95 mm Hg wird von einer Hypertonie gesprochen, wobei dem diastolischen (untere Zahl) Druck mehr Bedeutung beigemessen wird. Die primäre oder essentielle Hypertonie macht etwa 90 Prozent, die sekundäre oder symptomatische etwa 10 Prozent aller Hochdruckkrankheiten aus. Von einer essentiellen Hypertonie darf aber erst nach Ausschluß einer sekundären, das heißt organisch bedingten, gesprochen werden[8]. Die essentielle Hypertonie interessiert vor allem die Psychosomatiker. Leichte »emotional« bedingte Blutdruckerhöhungen sind häufig beim ersten Arztbesuch feststellbar, so daß mehrere Blutdruckmessungen an verschiedenen Tagen notwendig sind. Subjektive Beschwerden sind oft uncharakteristisch. Sie bestehen vorwiegend aus vegetativen Beschwerden, kardialen Symptomen, Belastungsdyspnoe, Schwindel und Kopfschmerzen, die zumeist den Hinterkopf betreffen und vor allem nach dem Erwachen auftreten. Die Therapie der Hypertonie beruht zunächst auf dem aufklärenden Gespräch, das exogene Faktoren (private und berufliche Probleme) ausschalten soll, dann auf der Reduzierung von Risikofaktoren, in der Verordnung diätetischer und gewichtsreduzierender Maßnahmen, schließlich in der Einstellung eines normalen Blutdrucks durch spezifische Medikamente. Dabei spielen die sogenannten Betablocker eine wichtige Rolle, doch müssen die individuelle Reaktion des Patienten und eventuelle ungünstige Nebenerscheinungen beachtet werden.

Das Herz als Symbol und Metapher – die Sprache des Herzens

Hier bereits stellt sich die Frage, welche Bedeutung eigentlich einem »Organ« für das menschliche Existieren zukommt. So wichtig die anatomische und physiologische Abklärung der körperlichen Funktionen menschlicher Organsysteme sind, so fragwürdig ist die Annahme, daß dadurch auch das *Wesenhafte* des menschlichen Organismus überhaupt erfaßbar ist. Darauf wird im Zusammenhang mit der »Psychosomatik« des Herzens zurückzukommen sein. Zunächst soll versucht werden, das Herz aus anderer Sicht zu sehen, das Herz als Symbol und Metapher sprechen zu lassen. Der Begriff »die Sprache des Herzens« ist uns zumindest so bekannt wie dessen Physiologie.

Der Mensch wird von alters her als *animal rationale* bezeichnet, als vernunftbegabtes Lebewesen. Damit wird zweierlei ausgesagt: einmal, daß die menschliche Existenz dem Bereich der animalitas zugeordnet wird, andererseits, daß sich die Unterscheidung und damit die Hervorhebung des Menschen von der übrigen Lebenswelt durch die Vernunft, durch den Verstand, vielleicht sogar durch das Bewußtsein vollzieht. Vernunft, Verstand und Bewußtsein werden dem menschlichen Gehirn zugeordnet. Dieses wird damit zum zentralen Organ erklärt – die physiologisch-anatomische und biologisch-chemische Forschung scheinen dies zu bestätigen. Während sich jedoch diese Diskussion auf der wissenschaftlichen Ebene abspielt, hat sich im breiten Volksempfinden seit Jahrtausenden ein anderes Organ des menschlichen Leibes die Vorherrschaft gesichert: das *Herz*. In der »Volksseele« hat das Herz von jeher gegenüber dem Gehirn den Vorrang gehabt, damit aber auch das Gefühl vor der Ratio, das Gemüthafte vor dem Verstandesmäßigen. Das Herz gilt als Sitz der Leidenschaften, als Symbol der Liebe, als Kultemblem, als Metapher für Tugend, Tapferkeit und Stärke. Die Dichter besingen die Freuden des Herzens und das Herzeleid; die Sprache spricht von einem wackeren

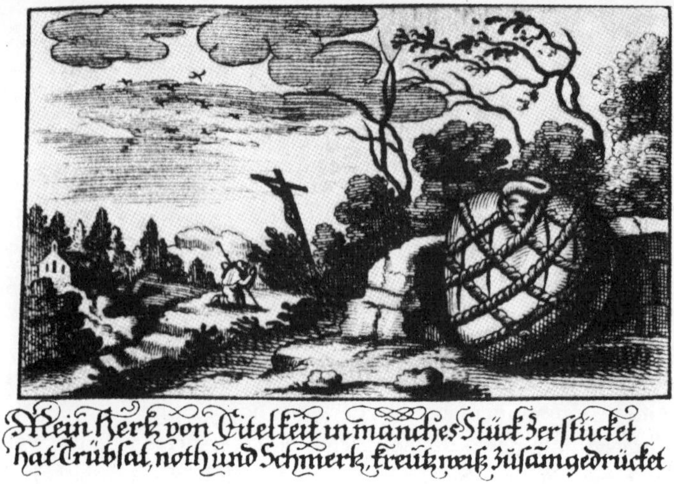

»Das verstrickte Hertz« Emblem aus: Fabianus Athyrus, Lehr- und Sinnreicher Hertzensspiegel, Nürnberg, o.J.

Herzen, einem kühnen, einem verstehenden, einem liebevollen, einem verschlossenen oder offenen Herzen. Dem einen wird ein großes Herz, einem anderen gar kein Herz zugesprochen. Herz-liche Glückwünsche erreichen das Geburtstagskind, die Brautleute, die Erfolgreichen, und mancher Brief schließt »mit herzlichen Grüßen«. Der eine packt herzhaft zu, der andere straft sein Herz Lügen, ein dritter ist herzlos, ein vierter trägt das Herz auf dem rechten Fleck – und wer hat nicht einmal in seinem Leben das Herz sprechen lassen, wo eigentlich der Verstand das Sagen gehabt hätte? Es gibt sogar Menschen, die ihr Herz auf der Zunge tragen. Was meinte Blaise Pascal[9] mit seinem berühmten und viel zitierten Ausspruch: »Le cœur a ses raisons que la raison ne connaît pas – Das Herz hat seine Gründe, die der Verstand nicht kennt«*? Warum wohl sagt der Franzose, wenn er Heimweh verspürt, »j'ai mal au cœur«?

* Dieser in die deutsche Sprache nur ungenau übertragbare Satz, der im Urtext nach der schwer lesbaren Handschrift Pascals »le cœur a *sa* raison, que la raison ne connait pas« lautet, wird zumeist wegen der Doppeldeutung des Wortes »raison« anders übersetzt: »Das Herz hat seine Vernunft, die der Verstand nicht kennt.« Beide Versionen ergeben einen Sinn.

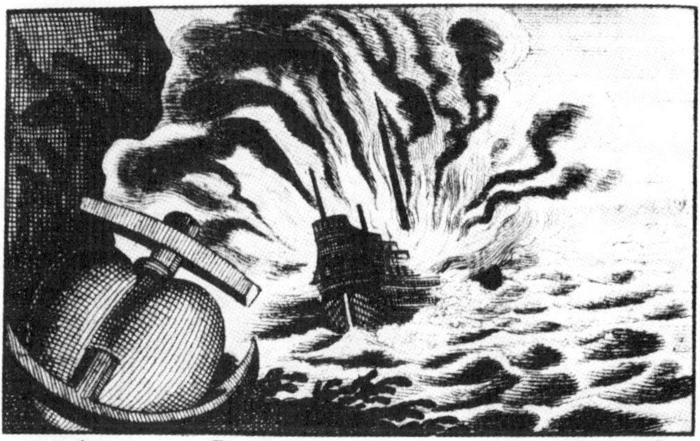

Die Hoffnung wie man sagt läst nicht zu schanden werden
Ich hoff auf meinen Gott ohn hoffnung auf der Erden.

»Das getroste Hertz« Emblem aus: Fabianus Athyrus, Lehr- und Sinnreicher Hertzensspiegel, Nürnberg, o.J.

Die alltägliche Sprache ist reich an Symbolen und Metaphern: Wenn ich etwas besonders intensiv wünsche, liegt es mir am »Herzen«, wenn mir jemand ans »Herz gewachsen« ist, liebe ich; im Kummer habe ich »etwas auf dem Herzen«, aber auch, wenn ich einen bisher unausgesprochenen Wunsch äußern möchte. Ich bin bei einer Aufgabe »mit ganzem Herzen« oder nur »halbherzig«. »Hand aufs Herz« erfordert die Wahrheit, aufatmend »fällt mir ein Stein vom Herzen«, und muß ich tapfer sein, nehme ich »das Herz in beide Hände«. In der Panik »steht mir das Herz still«, bin ich erschüttert, so »geht es mir ans Herz«. Wer hat nicht schon sein Herz »verloren«, irgendwo, an irgendwen oder auch nur in Heidelberg oder in San Francisco, sein Herz dem Freund, der Freundin, dem Seelsorger oder einem Psychotherapeuten »ausgeschüttet«? Wessen Herz hat nicht einmal »verzagt«? Wem wurde nicht irgendeinmal das Herz geraubt und damit meistens auch der Verstand, wie im »Blauen Engel« dem etwas naiven, wenn auch so gescheiten Professor Unrath durch die fesche Lola? – was Marcel Reich-Ranicki[10] zu der Bemerkung veranlaßt, Hexen, die alter Volksmeinung gemäß sich an Männerherzen

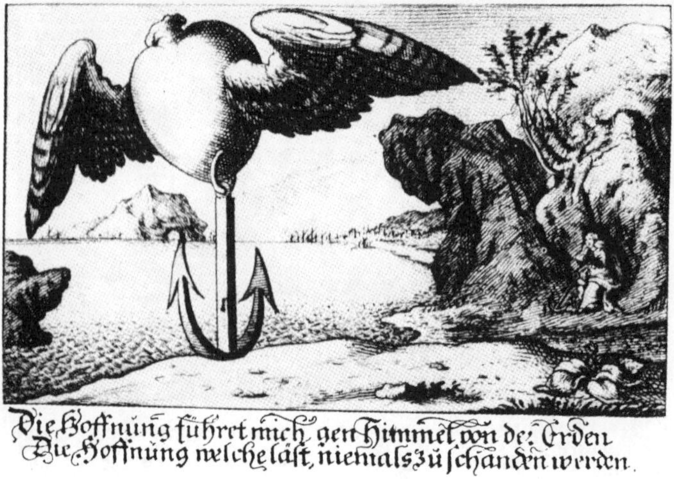

»Das hoffende Hertz« Emblem aus: Fabianus Athyrus, Lehr- und Sinnreicher Hertzensspiegel, Nürnberg, o.J.

gütlich taten, seien zwar verwerfliche, aber vermutlich nicht abstoßende Wesen gewesen. Die Beispiele lassen sich fortsetzen: Das Herz ist schwer, beklommen, gebrochen, es hüpft vor Freude, es lacht, bebt, jubelt, es blutet und schlägt wie wild vor Angst, Zorn, Ärger oder Lust. Die Menschen werden als weichherzig oder hartherzig eingestuft, als eng-, weit- oder hochherzig, als warm- oder kaltherzig, als herzlich, herzlos oder barmherzig, als wankelmütig, kleinmütig, großmütig, hochmütig oder schwermütig – wobei immer an das Herz gedacht wird. Bekannt ist der »Herzensbrecher«, dem die Herzen der Frauen zufliegen. Das Herz ist von jeher die Metapher für das Liebes- und Lebensprinzip, es ist der »Sitz« der Liebe und des Hasses, der Sympathie und der Ablehnung, der Wahrheit und der Lüge. Die amerikanische Tapferkeitsauszeichnung trägt den Namen purpleheart. Wir ersehen aus der Sprache bereits Sinngehalte des Herzens, die sich in keinem medizinischen Wörterbuch finden.

Nicht nur die Sprache des alltäglichen Lebens bedient sich der Metapher des Herzens. Es sind in besonderem Maße die Dichter und Schriftsteller, denen kaum ein menschliches Organ so zu Hilfe kommt, um ihren Gefühlen freien Lauf zu lassen, wie das Herz. Reich-Ranicki nennt es gar den »Joker der deutschen Dichtung« – obwohl sich die Herzmetaphern nicht nur der deutschen Sprache bedienen. »Wenn das Herz keine Leiden bereitete«, so wären zahllose Gedichte, Romane und Dramen ungeschrieben geblieben, ganz zu schweigen von den vielen Liebesliedern vom Mittelalter bis in die Neuzeit. Die Dichtung hat sich »viele Jahrhunderte hindurch mehr um das Herz gekümmert als die Medizin«. Sicher sei jedenfalls, daß »niemand im Laufe der Jahrhunderte herzgläubiger war als die Dichter«. Den Vermutungen, Einsichten oder auch Irrtümern der Wissenschaft zum Trotz wurde das Herz als Organ besungen, in dem nahezu alle menschlichen Affekte ihren Ursprung haben sollen. Keiner der großen mittelhochdeutschen Epiker und Lyriker konnte auf das »Herz« verzichten, es war das Schlüsselwort der höfischen Poesie. Wer kennt nicht Walther von der Vogelweides berühmte und bis heute erhaltene Liebeslieder, in denen er sich an das »herzeliebe frowelin« wendet, das ihm sein Herz und seine Liebe schenkt, oder den Liebesbrief einer Nonne aus dem 13. Jahrhundert[11]?

»du bist mîn, ich bin dîn
des solt du gewis sîn.
du bist beslozzen
in minem herzen
verloren ist das slüzzelin:
du muost immer drinne sîn.«

Die Romantik preist den Sieg des Herzens über die Vernunft. Der Herzkult erreicht seinen Höhepunkt in der deutschen Literatur des 18. Jahrhunderts, in der Zeit des Sturm und Drangs, sowie in der Klassik, wo das Herz zum »Sammelbecken aller sinnlichen Triebe und aller idealistischen Bestrebungen« wird. So spielt es eine zentrale Rolle bei Goethe, der das Herz den »jüngsten, mannigfaltigsten, beweglichsten, veränderlichsten, erschütterlichsten Teil der Schöpfung« nannte, was Reich-Ranicki zu der Anmerkung veranlaßt, die Vokabel »Herz« verleite nicht nur die schwachen, sondern bisweilen auch die größten Dichter gelegentlich zu »leeren Phrasen«. Damit meinte er nicht nur Goethe, den »Apostel des Herzens in der deutschen Dichtung« (Morus), sondern auch Schiller und Heine, den »großen Herzverleugner«, um schließlich zu betonen, daß die Reaktion auf solche Gefühlsüberschwenglichkeit nicht ausblieb, beispielsweise bei Luther oder Kleist (Minna von Barnhelm) und Hegel, für den das Herz nichts als ein Brei war, der die Architektonik der Vernünftigkeit gefährde. Eine Mittelstellung nahm schließlich Theodor Fontane ein, der für eine Verbindung von Geist und Herz plädierte:

»O lerne denken mit dem Herz
und lerne fühlen mit dem Geist.«

Die allgemeine Ideenverbindung von Romantik und Herzsymbolik scheint aber »historisch unzutreffend« zu sein, wie Morus (Richard Lewinson) in seiner »Weltgeschichte des Herzens« darstellt[12]. Lediglich in der Romantik des 18. Jahrhunderts, in der Epoche der Rousseauschen Naturschwärmerei, die sich in Deutschland in der Sturm-und-Drang-Literatur fortsetzte, sei das Herz »die große, bewegende, aber auch zerstö-

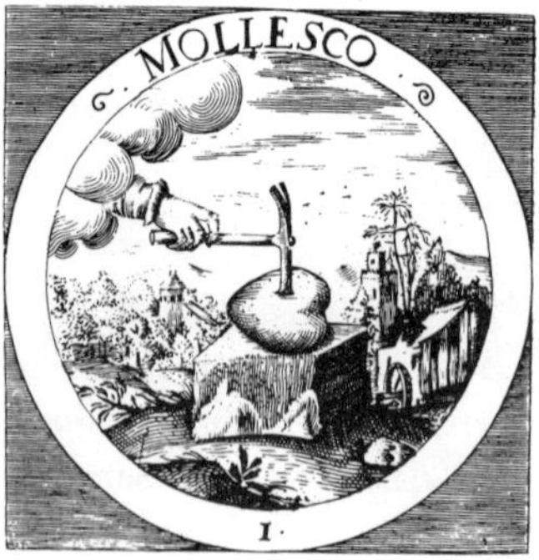

Das Herz wird mit einem aus dem Himmel kommenden Hammer weich geklopft. Aus Daniel Cramer und Cunrad Bachmann: Emblemata sacra, 1624

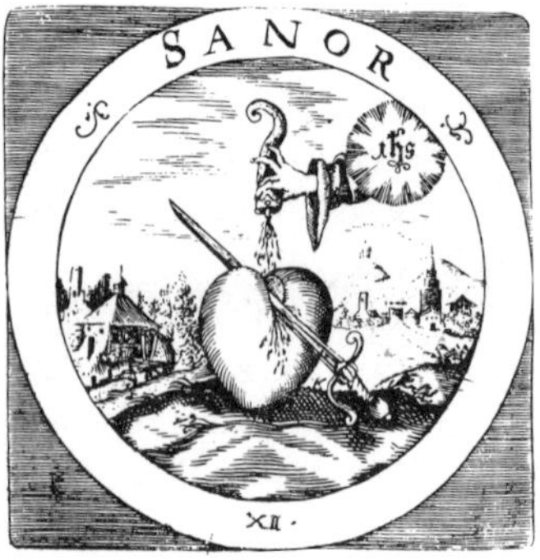

Das Herz wird mit einem Schwert aufgespalten, vom Himmel wird Balsam in die Wunde geträufelt. Aus Daniel Cramer und Cunrad Bachmann: Emblemata sacra, 1624

rende Kraft« gewesen, »an der die Leidenschaften sich entzünden und die Menschen zugrunde gehen«. Den Romantikern des 19. Jahrhunderts war das Herzsymbol offenbar zu banal. Dazu mögen sowohl medizinische wie ästhetische Gründe beigetragen haben. »Ein Körperorgan, das jeder Arzt abklopft und abhorcht, dessen Krankheiten man behandelt wie die irgendeines anderen Organs, eignet sich nicht zum Symbol alles Überschwenglichen. Zudem waren die Herzleiden, seitdem man sie besser kannte, unromantischer geworden. Sie befielen überwiegend ältere Leute, und schon das nahm viel von ihrem Nimbus. Nur wer jung von einer Krankheit innerlich verzehrt wird, kann ein wahrer Liebling der Götter sein.«

Die »Götterlieblinge«, Dachpoeten, Musiker und Hetären, von der kleinen Mimi und Marie Duplessis (die Kameliendame), durch Alexandre Dumas, Puccini und Verdi verewigt, bis zur lungenkranken Antonia in Offenbachs »Hoffmanns Erzählungen« sangen sich nun, im 19. Jahrhundert, an der Schwindsucht »zu Tode«. Alfred de Musset schrieb zwar noch seine berühmten Strophen »Sur une Morte« auf eine Prinzessin mit einem »sterilen Herzen«, im übrigen galten Herzensergüsse in den hochgeistigen Kreisen der Pariser Gesellschaft als unfein. Das Herz wurde zum Attribut der Frau, bei Balzac zum Merkmal der Mutterliebe (»Die Frau von dreißig Jahren«); im viktorianischen England schließlich und in der Zeit der Kaiserin Eugénie in Frankreich wurde das Herz, als zu einer Periode des sittlichen Verfalls (»les lionnes«, »les dames de cœur«) gehörend, »aus der Hofpoesie, als Schmuck bei Hoffesten, selbst als einfaches Emblem« aus der obersten Gesellschaftsschicht verbannt.

Doch mögen die Zeiten der Aufklärung, der Vernunft, der Rationalität, der Naturwissenschaft und der modernen Medizin, der Psychoanalyse und des Existentialismus, mögen die neuen Ideale der Selbstverwirklichung und Emanzipation das Herz in den Hintergrund treten lassen – ausgemerzt wurde es weder in der Dichtung noch in der bildenden Kunst. Die Expressionisten bezeugen es, und selbst heute noch ist es um das Herz »nicht schlecht bestellt« (Reich-Ranicki). Der spanische Dichter und Nobelpreisträger Vicente Aleixandre nennt in eins

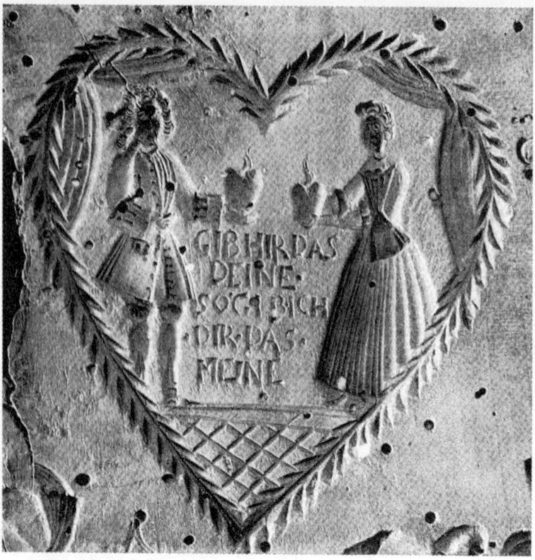

Backmodel, 1. Hälfte 18. Jahrhundert

»das geliebte, lautere Herz, die Wahrheit des Lebens, die Gewißheit, Gegenwart einer strahlenden Liebe«, er spricht in einem Lied an ein totes Mädchen vom »Geheimnis deines lauteren Herzens« – das Herz, Urbild des Lebens[13].

Vive, vive, despierta, ama, corazon, ser,
despierta como tierra a la lluvia naciente,
como lo verde que crece entre la carne.

Lebe, lebe, erwache, liebe, Herz, Sein,
erwache wie Erde, die unterm Regen aufkeimt,
wie das frische Grün, das im Fleisch emporsprießt.

Herz und Liebe sind die wohl beliebtesten Motive in Literatur und Kunst bis zum heutigen Tag geblieben. Daß sich die Volkskunst insbesondere des Herzens bemächtigt hat, sei hier nur erwähnt. Ebenfalls kann nur angedeutet werden, daß das Herz in Märchen und Sagen eine bedeutsame Rolle spielt[14, 15], beispielsweise in »Das kalte Herz« aus dem Zyklus »Das Wirts-

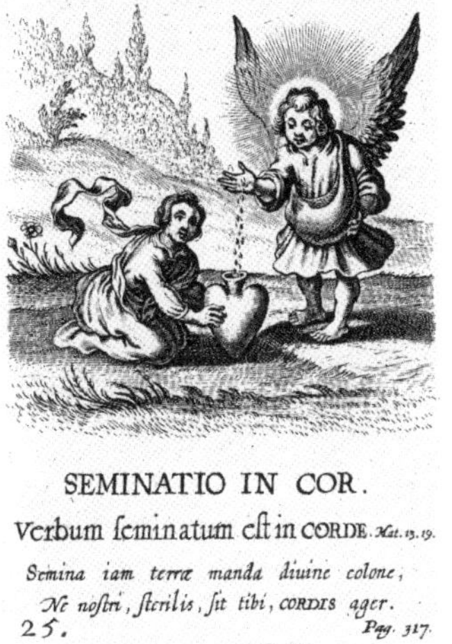

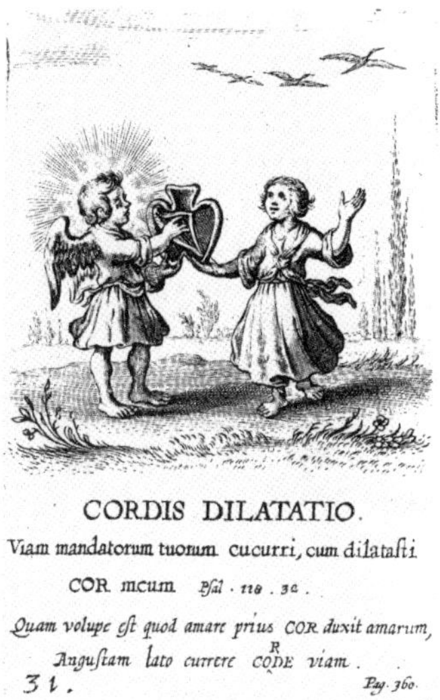

Emblemata der »Schola Cordis«, Van Haeften, 1663

haus im Spessart«, einer Märchensammlung aus Süddeutschland, erzählt vom schwäbischen Dichter Wilhelm Hauff, oder in der norwegischen Mär »Von dem Riesen, der sein Herz nicht bei sich hatte«; von Bechsteins Märchen »Der Mann ohne Herz« bis hin zum »Froschkönig«, wo der treue Diener Heinrich drei eiserne Bande um sein Herz legen ließ, damit es ihm nicht vor Weh und Traurigkeit um seinen Prinzen zerspringe. Liebe und Herz kamen auch in jenem Bereich zu höchstem Ansehen, den man heutzutage als sentimentale Kitschliteratur verschreit. Horst Rüdiger[16] hat in einem Essay über die Metapher des Herzens in der Literatur auf die unfreiwillige Komik solcher Poesien (u.a. auch bei Goethes »Herzchen! liebes Herzherzchen«) hingewiesen, um mit der parodistischen Gedichtsammlung Erich Kästners »Herz auf Taille« – als »Pharmakon gegen die Rührseligkeit« – festzuhalten, daß die Metapher vom Herzen als dem Sitz der Liebe heute in der Regel zum abgesunkenen Gut der Literatur gehöre. Das moderne Deutsch habe »die Herzensangelegenheiten schüchterner Internatstöchter zugunsten der Herzinsuffizienzen anscheinend robuster Manager zurückgedrängt und den Herztod an Stelle des Hinwelkens an Herzkummer eintreten lassen«. Die Zeit übrigens, da Verliebte ihre Liebe mit einem Herz in Baumrinden verewigt haben, scheint vorbei zu sein. Und doch bedient sich die Werbung immer noch dieses Symbols. Und welches Auto fährt nicht mit einem »I ♡ NY« oder sonstwas (sonstwen) herum, wobei an Stelle des »love« ein Herz steht – und jedermann, gleich welcher Sprache, versteht dies.

In seinem eindrucksvollen Bildband »Das Herz« bezeichnet N. Boyadjian[4] das »Herz« als ein Schlüsselwort des geistigen und geistlichen Vokabulars aller Zivilisationen und Religionen.

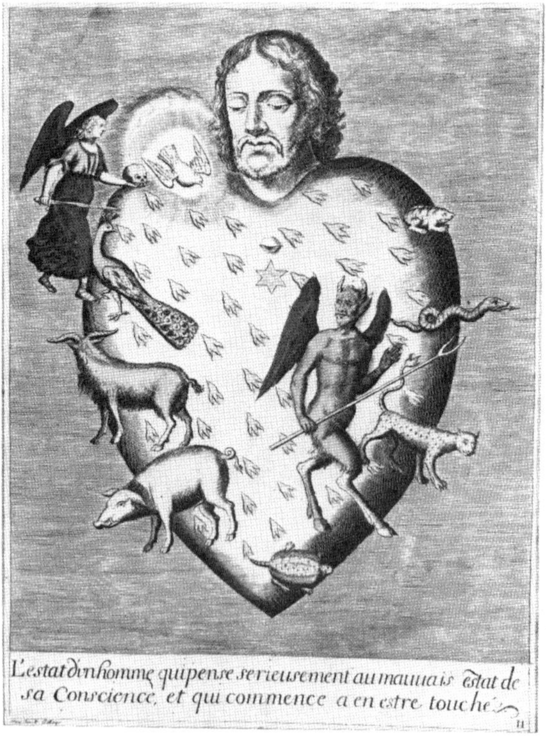

Stich von J. Gossner, 18. Jh.

Es benennt eine Wirklichkeit des geistigen und körperlichen Wesens des Menschen, es ist das Zentrum menschlichen Existierens und war als solches vermutlich dem Menschen bekannt, lange bevor der Kreislauf und damit die Kraft- und Steuerungsfunktion des Herzens entdeckt wurden. Der Herzrhythmus greift weit über das Körperhafte hinaus in die Sphäre des Lebensrhythmus. In diesem sicher weitgehend von mythischen Vorstellungen geprägten Wissen fühlt sich der Mensch mit dem Rhythmus der Zeit, mit dem Rhythmus der Welt, der Gestirne und mit Gott einig. Bereits in der sumerischen Poesie des alten Mesopotamiens finden sich erste Hinweise auf die Bedeutung des Herzens, des göttlichen vor allem, etwa im Gilgamesch-Epos, das als die Quelle der Herzsymbolik bezeichnet wird, 2500 Jahre vor Christus. Die hinduistische Lehre bezeichnet das »Tschakra« des Herzens als die himmlische Stadt des Brahma-Pura, aus der das Gefühlsleben wie auch das geistige Leben des Menschen fließen und wo die Verbindung mit dem Göttlichen hergestellt wird. Für die Chinesen ist das Herz Sitz des Intellektes, versehen mit Augen, die es offenzuhalten gilt; die Ägypter symbolisierten mit dem Herzen das Gewissen – es sollte nach dem Tode gewogen und der Lebensführung gegenübergestellt werden.

In der griechischen Antike wird das Herz zum Sitz der Leidenschaften und Gefühle; bei Homer »schwillt« das Herz vor Zorn, andere Dichter bezeichnen es als die Quelle der Liebe, die Philosophen halten es für den Ort der sterblichen Seele (Platon) oder der Seele schlechthin (Aristoteles)*. Hier wird dem Herzen das Gefühl zugesprochen, nicht lediglich das Innewohnen einer mystischen Kraft, derer manche »primitive« Völker sich bemächtigen wollten, indem sie ihren Gefangenen das Herz herausrissen, um es sich einzuverleiben, oder wie bei den Azteken, die den Göttern Herzopfer brachten. Bis heute wird das Herz verstorbener Habsburger getrennt vom übrigen Leichnam beerdigt und aufbewahrt.

* Die antiken pilosophischen Schulen der Epikuräer und Stoiker hielten hingegen das Herz (zumindest den linken Ventrikel) noch für den Sitz des Intellektes und der Gedanken, während sich die Gefühle auf den übrigen Körper verteilten[17].

Stand bereits im biblischen Sprachgebrauch das Herz für Sympathie, Verlangen, Liebe und Haß, für Zuneigung und Widerstreben sowie für den Geist (Ezechiel 36,26; Psalm 51,19), so finden wir neue und intensivere Formen der Herzsymbolik erst im Bereich der christlichen Mystik. Auf die Kreuzigung Christi bezieht sich das Bild des verwundeten, blutenden Herzens als Symbol für die Erlösung. Das Herzblut Christi reinigt den Menschen von der Ursünde; die Reinheit des Herzens wird in der christlichen Weltanschauung zum Ideal einer gottgefälligen Lebenshaltung. Die Nachfolge Christi sollte sich an die Forderung des Gottessohnes halten: »Folgt meiner Unterweisung, denn ich bin demütig und sanft von Herzen.« In der visionären Erscheinung der heiligen Luitgardis von Aywiera tauscht Christus sein Herz mit demjenigen der Heiligen. Der Ausspruch des heiligen Franz von Assisi: »Möge mein Herz durchbohrt werden, o Jesus, durch die gleiche Speerspitze, die Deinen Körper durchstach«, führte zu einer neuen Welle der Herz-Jesu-Bewegung im Mönchstum. Ihm folgte Bonaventura, dann die Dominikaner im 14. Jahrhundert, vorab Albert der Große, der von Christus sagt, er habe durch das Herz getroffen werden wollen, damit wir nicht müde würden, sein Herz anzuschauen. Der Mystiker Heinrich Suso übte einen großen Einfluß aus, Johannes vom Kreuz und schließlich Katharina von Siena, die 1370 ihre großen Visionen des Herzens Jesu empfing. Boyadjian faßt folgende vier Momente der Herz-Jesu-Verehrung zusammen: An erster Stelle das Gebet. Seit dem 13. Jahrhundert sind wir im Besitz von Hunderten von Gebeten, die sich an das Herz Jesu richten; dazu kommt die Abfassung von Gedichten, Lobgesängen und Mysterienspielen. Schließlich nimmt die Herz-Jesu-Verehrung liturgische Züge an, bis auch die bildliche Darstellung – im Mittelalter wenig verbreitet – sich durchsetzt. Das Emblem zeigt das Herz Jesu, auf der rechten Seite eine Wunde, von der Dornenkrone umschlossen und von Flammen überragt. Ein früher Stich zeigt die heilige Katharina von Siena mit dem flammenden Herzen Jesu in der Hand. Besonders berühmt geworden sind jedoch die Visionen der heiligen Teresa von Avila, deren Herz immer noch in dem von ihr gegründeten

Kloster in einer herzförmigen, mit Gold und Edelsteinen verzierten Bergkristallurne aufbewahrt wird. Die Visionen Teresas wurden sowohl von kardiologischer wie von psychopathologischer Seite mehrfach gedeutet[18]. In jungen Jahren hatte die Heilige die Vision eines Engels, der ihr Herz mit einem brennenden Goldpfeil durchbohrte. Damals litt sie an einer schweren Krankheit, die sie zwang, monatelang das Bett zu hüten. Kardiologen fanden nun tatsächlich in dem seit 1582 in Alkohol konservierten Herzen Teresas eine Verletzung des Herzmuskels in der Höhe des linken Ventrikels, was möglicherweise auf eine Infarktnarbe schließen läßt. Die »Vision« des pfeilbewehrten Engels könnte allenfalls als ein Anfall von Angina pectoris gedeutet werden.

Erst im 17. Jahrhundert fand dann eine eigentliche Explosion des Herz-Jesu-Kultes statt. Franz von Sales gründete den Orden von Mariä Heimsuchung, dessen Wappen in einem von

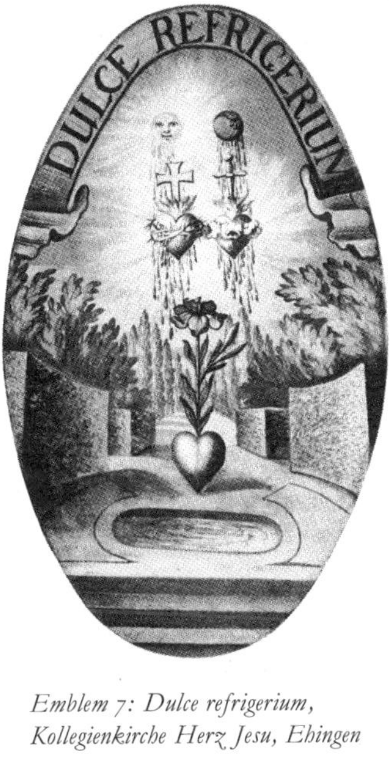

Emblem 7: Dulce refrigerium, Kollegienkirche Herz Jesu, Ehingen

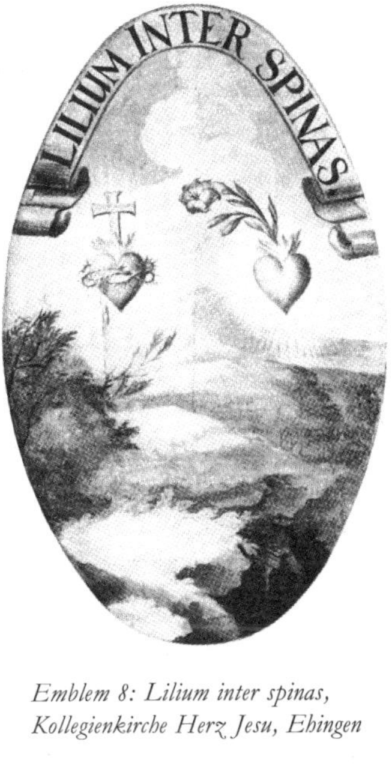

Emblem 8: Lilium inter spinas, Kollegienkirche Herz Jesu, Ehingen

zwei Pfeilen durchbohrten und von einer Dornenkrone umkränzten Herzen besteht. Margareta-Maria Alacoque, beeinflußt von dieser neuen Bewegung und vermutlich von Teresa von Avila, machte die Verehrung des heiligen Herzens populär. In Visionen und Ekstasen öffnet ihr Christus sein Herz: »Hier ist dieses Herz, das die Menschen so sehr geliebt hat.« Auch das Herz Marias wird verehrt. Johannes von Eude beschreibt »das bewundernswürdige Herz« der Hochheiligen Gottesmutter. In den Frauenklöstern entstehen Bildchen mit dem Herzen Christi und Mariae, Kleinode, Halsschmuck mit Herzchen werden angefertigt und getragen. Die Jesuiten entdecken die Bedeutung des Herzens als religiöses Symbol, die Päpste folgen nach. Clemens XIII. schafft auf Empfehlung der Ritenkongregation ein kirchliches Fest des Heiligen Herzens, das 1928 von Pius XI. für die Weltkirche verbindlich erklärt wird. Es werden Kirchen errichtet: Sacré Cœur in Paris auf dem Montmartre ist vielleicht die berühmteste.

Symbolik und Metaphorik des Herzens haben jedoch nicht nur religiöse, literarische und historische Bedeutung. Auch in der modernen Medizin finden sie wieder vermehrt Beachtung. So bezeichnet der Kardiologe Frank Nager[19] 1985 anläßlich eines Vortrages das Herz als symbolischen Wesenskern und Lebenszentrum. Er betont die Allgegenwart der Herzsymbolik von den Urzeiten bis in unsere Epoche als Merkmal universeller Natur für die gesamte Menschheit. Für ihn ist die Frage von eminenter Bedeutung, welchen Stellenwert die Herzsymbolik in der modernen Medizin noch haben kann. Im Sinne eines persönlichen Bekenntnisses stellt er fest, daß die moderne Heilkunde »bei aller Faszination« nicht als ein »Weg mit Herz« bezeichnet werden kann. Vielmehr drohe ihr die wachsende Allmacht des Gehirns und die zunehmende Verkümmerung des Herzens. Am Herzbaum unserer Medizin sei die Säge angesetzt. Er befürchtet, die »raison de la mathématique« beziehungsweise die »schießschartenartige Einengung unserer medizinischen Betrachtungsweise auf Meß- und Berechenbares« könne nicht mit der »raison du cœur« in Harmonie gebracht werden. Unsere perfekte Medizintechnik könne herzlos und kaltblütig werden, falls wir als Ärzte uns nicht vermehrt um die

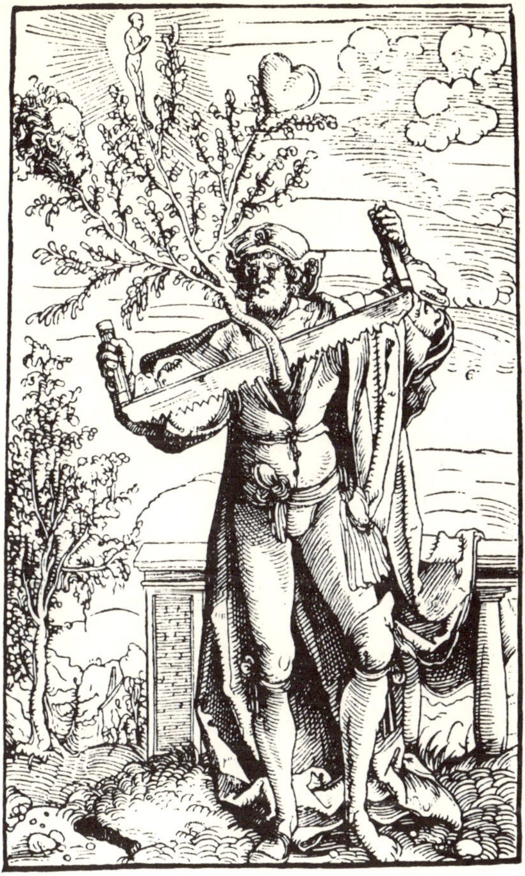

Hans Burgkmair (1473–1531), Die Entschiedenheit, Holzschnitt zu Petrarcas »Glücksbuch«

ethische Vertiefung nach innen, in die Herzbereiche hinein, bemühen. In diesem Sinne ist aber auch die Psychosomatik des Herz- und Kreislaufsystems zu verstehen. Nager fordert zu Recht, es sei festzustellen, ob ein *Herzkranker* nicht auch oder sogar vorwiegend *herzenskrank* sei. Der Arzt müsse als *Kardiologe* auch *Kordiologe* sein, nicht nur Befunde über das Herz als naturwissenschaftlich erklärbares Organ sammeln, sondern auch die Befindlichkeit des Patienten erspüren, nicht nur ein Könner in der Auskultation von Galopptönen und Geräuschen, sondern auch ein Künstler in jener viel anspruchsvolleren Auskultation verborgener Schwingungen des »so abgründigen und leidgeplagten Menschenherzens«.

Damit sind wir bereits bei der Frage angelangt, was denn eigentlich der *Wirklichkeit* des Herzens als »Organ« oder als »Sitz« der Leidenschaften und Gefühle entspricht. Um dies zu klären und damit der Psychosomatik des Herzens näherzukommen, müssen wir auf die Frage nach dem Wesen des »Organs« zurückgreifen.

Die Begriffe Symbol und Metapher werden in der Theologie, aber auch in der psychoanalytischen und psychosomatischen Wissenschaft häufig angewendet.

Symbol stammt von dem griechischen Wort Symbolon, das sich wiederum von dem bereits bei Homer vorkommenden Verb *symballein* ableitet. Dieses meinte ursprünglich »zusammenwerfen« oder »zusammenfügen«, ein zwischen Freunden und Verwandten vereinbartes, sinnbildliches Erkennungszeichen. Das Symbol ist demnach nicht die Sache selbst, das Phänomen, sondern ihr Repräsentant. Es steht für etwas anderes (was besonders in der psychoanalytischen Tiefenpsychologie zu unzumutbaren Spekulationen führte). Symbole vermitteln einen tieferen Sinn, sofern in ihnen ein Zeichen gesehen wird, das mit dem Symbolisierten einen bedeutungsvollen Zusammenhang besitzt. Erich Fromm erklärt, die Symbolsprache sei »die Sprache, in der wir innere Erfahrungen so zum Ausdruck bringen, als ob es sich dabei um Sinneswahrnehmungen handelte, um etwas, was wir tun, oder um etwas, was uns in der Welt der Dinge widerfährt«[20]. Er unterscheidet drei Arten von Symbolen: konventionelle, zufällige und universale Symbole. Die konventionellen Symbole drücken keine innere Erfahrung aus; sie entstehen durch Übereinkunft. Beispielsweise ist das rote Kreuz oder der rote Halbmond Symbol für eine bestimmte internationale humanitäre Aufgabe, eine Flagge Symbol für ein bestimmtes Land. Im Gegensatz dazu ist das zufällige Symbol nur individuell gültig. Aufgrund eines persönlichen Erlebnisses kann beispielsweise für den einen die

Begegnung mit einem indischen Weisen zu einer symbolhaften Erfahrung des Göttlichen werden, für einen anderen Gläubigen die Genesung von schwerer Krankheit zum Symbol der Auferstehung. Man muß sich nur einmal die Votivbilder an Wallfahrtsorten ansehen, um sich über die Mannigfaltigkeit der subjektiven Symbole Klarheit zu verschaffen. Daß diese Symbolik nahe an den Aberglauben heranrückt, bedarf kaum einer Erklärung. So verbleiben die universalen Symbole, die eine innere Beziehung zu dem aufweisen, was sie repräsentieren. Zu diesen Symbolen zählt Fromm unter anderem Feuer und Wasser. Doch schauen wir genauer hin, entstehen Zweifel. »Während das Feuer etwas Abenteuerliches, Behendes, Aufregendes an sich hat, ist das Wasser ruhig, langsam und stetig. Dem Feuer ist ein Element der Überraschung eigen, während das Wasser etwas Voraussagbares an sich hat. Das Wasser symbolisiert ebenfalls eine lebhafte Stimmung, doch ist sie ›schwerer‹, ›gemächlicher‹ und eher beruhigend als aufregend.« Nun, wer in einem Bergdorf aufgewachsen ist, weiß, daß für den Bewohner dieser Gegenden das Wasser alles andere als ein beruhigendes Symbol ist, kennt er es ja auch von seiner wildesten Seite, von Sturzbächen, Überflutungen, wovon auch Bewohner von Meeresküsten ein Lied singen könnten. Gibt es andererseits etwas Beruhigenderes als ein gemütliches Kaminfeuer?

Trotzdem sind Symbole und Metaphern im Bereich von Herz und Liebe universell verbreitet. Das Liebespaar ist »ein Herz und eine Seele«, der Ring als Symbol der Liebe weist auf die größtmögliche Vereinigung, das vollendete Einssein hin. Für die gläubige Christenheit wird das Herzblut des gekreuzigten Jesus zum Symbol der Erlösung, denn die Liebe Christi übertönt die Sündhaftigkeit des Menschen und hebt diese auf. Die Tiefenpsychologie erklärt die Entstehung von Symbolen aus dem Bedürfnis, »die verdrängten Strebungen verhüllt darzustellen«, besonders dort, wo es sich um visuelle Assoziationen handelt, oder aber aus der Feststellung, daß sie auf Ähnlichkeiten beruhen, die der Erfahrung entsprechen und einen inneren Sinn aufweisen[21]. Auch eine deutliche Abgrenzung des Symbols vom Begriff der *Metapher* ist nicht möglich. Sie bedient sich ebenfalls der Symbolsprache, weist aber wie die Allegorie als bildlicher Vergleich mehr auf das Gleichnishafte hin. Die Metapher kommt als bildlicher Ausdruck (wie die Allegorie) durch einen Vergleich von Abstraktem mit Konkretem zustande. So etwa empfehlen wir einem Zweifelnden, seinem »Herzen zu folgen«. Das Herz weiß nicht, was der Betreffende tun oder lassen soll; er selbst aber weiß, was mit diesem Rat gemeint ist, nämlich daß er seinem Gefühl mehr trauen soll als seinem Verstand.

Bringen uns nun die Symbolik und die Metaphorik dem Verständnis des Herzkranken näher? Haben wir durch die »Sprache des Herzens« einen Einblick in das *Wesen* des Herzens gewonnen, oder befinden wir uns hier auf einem spekulativen Boden, den die naturwissenschaftlich-biologische Physiologie und Medizin nur belächeln können? Vor allem: Ist dem Herzkranken geholfen, wenn er um die Symbolik seines Herzens weiß? N. Boyadjian stellt die wohl berechtigte Frage, ob die Physiologie überhaupt eine Erklärung dafür hat, warum seit Jahrhunderten bis in unsere Tage hinein das Herz als Sitz der Gefühle und Leidenschaften gilt, obwohl man wisse, daß sich unser ganzes Seelen- und Gemütsleben »auf der Ebene des Gehirns« entfaltet. Die gleiche Frage könnte man natürlich im Hinblick auf die »Funktion« anderer Organe stellen. Der Vater der modernen Physiologie, Claude Bernard, meinte bereits, die gegenseitige Abhängigkeit von Gehirn und Herz erkläre wahrscheinlich die lange metaphysische Diskussion über den Sitz der Seele. Für den einen sei der Sitz das Herz, für den anderen das Gehirn. Es muß in diesem Zusammenhang bedacht werden, daß Symbolik und Metaphorik weitgehend kulturell und glaubensmäßig verankert sind, was unter anderem darin zum Ausdruck kommt, daß das Herz auch als Sitz des *Intellekts* gedacht wurde, »der Einsicht überhaupt« (wie in der chinesischen Deutung), worauf E.W. Eschmann[22] hingewiesen hat, als Sitz des Bewußtseins und des Geistes; daß auch in Israel das Herz Sitz des Denkens (Sprüche Salomos 16,1) war, im ägyptischen Glauben Sitz der Vernunft und des Gedächtnisses – was sich bis in die englische Redewendung des »learn by heart« oder im französischen »par cœur« (»auswendig lernen«) erhalten hat.

Diese Fragen dürften uns hier kaum beschäftigen, wohl aber jene, ob wohl die biologisch-physiologische Forschung oder die Metaphorik der Volkssprache, beide oder keine von beiden, das Wesenhafte des menschlichen Organismus und damit auch des Herzens zu erfassen in der Lage seien. Um dies zu klären, muß zunächst gefragt werden, auf welchem Fundament menschliches Kranksein und ärztliche Therapie beruhen, im besonderen auch, in welcher Weise naturwissenschaftliche und psychosomatische Betrachtungsweisen, die Ganzheit des Menschen und seines Krankseins dem Verständnis nähergebracht werden können.

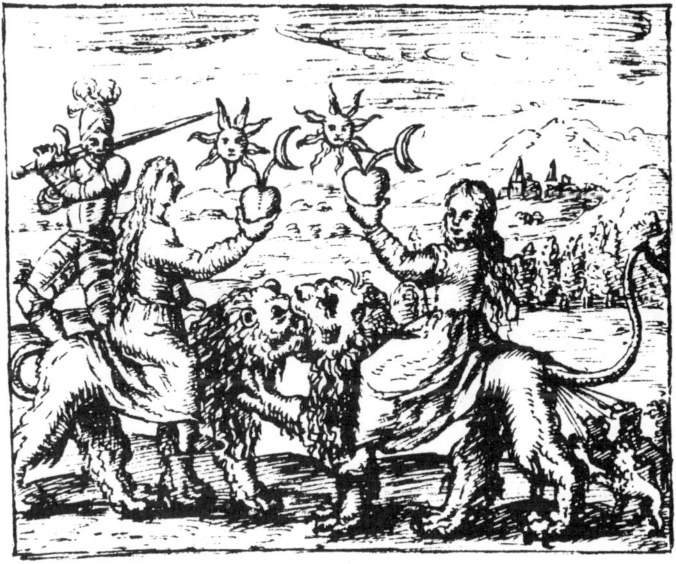

Das Herz als Samen von Sonne und Mond

Die drei Fundamente einer ganzheitlichen Medizin

Die Medizin gilt heute als angewandte Naturwissenschaft. Was bedeutet dies? Die Naturwissenschaften, seit der cartesianischen Aufteilung der Welt in Geist und Materie von der Exaktheit ihrer Methode fasziniert, basieren auf der Voraussetzung der Meß- und Wägbarkeit alles Wirklichen. Die »Natur« setzt sich aus einer Vielzahl vorhandener Gegenstände in einem homogenen Raum zusammen, die gesetzmäßig aufeinander einzuwirken vermögen, die mit- und untereinander vorausberechenbare, kausaldeterminierte Beziehungen aufweisen. Alles, was ist, kann als gesetzmäßig wirkendes Bewirktes vorgestellt werden. Der naturwissenschaftliche Zugang des Arztes zur Krankheit ist »objektiv«. Das heißt, daß Kranksein nach bestimmten Regeln abläuft, daß Ätiologie, Pathogenese, also Ursache und Entstehungsbedingungen, abgeklärt werden können, möglichst genau, ohne daß auf individuelle Fakten abgestützt werden muß. Ohne diese Wissenschaftlichkeit könnten heute immer noch keine Krankheiten des Herz- und Kreislaufsystems behandelt und geheilt werden. Vermutlich wüßten wir nicht einmal um die somatische Bedeutung des ganzen menschlichen Systems Bescheid. Die moderne Kardiologie beruht auf biologisch-naturwissenschaftlichen Prinzipien. Es wäre vermessen, ihre Bedeutung relativieren zu wollen. Die Medizin hat einen langen Weg zurückgelegt, bis sie wirklich wissenschaftlich wurde. Wenn allzu oft gesagt wird, sie sei unpersönlich, gar unmenschlich geworden, so muß beigefügt werden, daß auch eine technisch einwandfreie Heilkunde durchaus menschlich ist, sofern ihre Anwendung von einem Geist getragen wird, der das Mitmenschliche berücksichtigt. Die Ärzte haben dies immer schon gewußt, zumindest außerhalb der Fakultäten. Gilt für den ausschließlich naturwissenschaftlichen Zugang zum menschlichen Kranksein die Devise der objektiven Abklärung der *Krankheit*, so geht es am Krankenbett oder in der Praxis um den *Kranken* als Partner. In der lapidaren Feststellung »Ohne Kranke keine Krankheit« liegt die Forderung nach einer ärztlichen Haltung, welche die Grenzen der Meß- und Wägbarkeit sprengt. Hier gelten die Spielregeln mitmenschlicher Begegnung. Die *Erklärung* muß dem *Verständnis* weichen, damit gewisse Feststellungen einer neuen Art der Wahrnehmung Raum geben können. Der Arzt kann seinen Herzpatienten distanziert und objektiv untersuchen, behandeln und beraten. Er kann, ja muß ihn aber auch als Individuum betrachten, ihn als eine eigenständige Persönlichkeit mit eigener Lebenssituation und eigener Biographie wahrnehmen. Mit anderen Worten, der Arzt ist seinem Kranken immer in einer zweifachen Weise zugetan: als wissenschaftlicher Könner und als menschlicher Begleiter. Das ist an sich nichts Neues. Dieser doppelten Aufgabe gerecht zu werden ist Anforderung und Forderung des ärztlichen Berufs. Wer ihr nicht zu folgen vermag, hat den Beruf verfehlt. Dies gilt aber in beide Richtungen. Es genügt nicht, menschlich und liebevoll zu sein, um ein guter Arzt zu werden: Das Können – die lernbare Heilkraft – bildet die Grundlage der Medizin. Es genügt aber auch nicht, nur Könner zu sein – ohne menschliche Beziehungsfähigkeit sollte sich kein Arzt für einen guten Arzt halten.

Darüber hinaus gibt es einen weiteren Zugang der Medizin zum Kranken, der als »ganzheitlich« wie auch als »psychosomatisch« bezeichnet wird. Wir stoßen hier auf ein Gebiet, das lange Zeit unerforscht blieb, schließlich durch die Tiefenpsychologie aufgegriffen wurde und letztlich in die Phänomenologie einmündete. Es geht um ein neues, umfassendes Krankheitsverständnis, das die ganze Existenz des Menschen einbezieht. Die Wesenserhellung der Krankheit hinsichtlich des jeweiligen Existierens eines Menschen ist das zentrale Anliegen dieser Betrachtungsweise. Für den Herz-Kreislauf-Kranken bedeutet dies, daß wir nicht nur nach organischen Ursachen seiner Krankheit forschen, daß wir ihm nicht nur menschlich beistehen, sondern daß wir versuchen, sein Kranksein als Beeinträchtigung seines faktischen In-der-Welt-Seins, wie es der deutsche Philosoph Martin Heidegger formulierte, zu verstehen. Dies meint aber nicht lediglich eine symbolische oder metaphorische Deutung, sondern die Absicht, in der Krankheit den Austrag eines in ganz bestimmter Weise gestimmten Weltverhältnisses zu sehen. In diesem Sinne wird auch nicht mehr ein Dualismus von Körper und Seele postuliert, werden keine psychosomatischen Kausalitäten eruiert, sondern lediglich auf den *Sinngehalt* verwiesen, der einem Organ wie beispielsweise dem Herzen zukommt.

Infolge der zentralen Bedeutung des Herzens für das menschliche Leben hat der Herzkranke im besonderen ein Anrecht auf eine ganzheitliche Behandlung. Diese erfordert zunächst die vollständige somatische Abklärung aufgrund aller heute gegebenen Möglichkeiten. So wurden auch bei unserem Patienten Vital Klemm alle kardiologischen Untersuchungen durchgeführt, selbst ein intrakardiales Elektrokardiogramm, das aber keinen medizinisch faßbaren Befund ergab. Hinsichtlich des zweiten bedeutsamen Faktors seiner Heilbehandlung, der mitmenschlichen Grundlage einer Arzt-Patienten-Beziehung, konnte er sich ebenfalls nicht beklagen. Er erfuhr die persönliche Zuwendung seiner Ärzte in einem Ausmaß, daß er sogar für eine eigentliche Psychotherapie motiviert werden konnte. Aber auch während der spezialärztlichen Behandlung klammerte er sich immer wieder an die »somatischen« Betreuer – die ihm sowohl als Personen wie als Fachautoritäten ein sicheres Gefühl vermitteln konnten. Warum wurde er aber einem »Daseinsanalytiker« überwiesen? Dieser Frage gilt es nun kurz nachzugehen, da sie in einem engen Zusammenhang mit einer besonderen Methode der Psychosomatik steht.

Der Bereich sogenannter »psychosomatischer Krankheiten« ist zu einem beliebten Schlachtfeld für »Somatiker« und »Psychiker« geworden. Im theoretischen Begriffsgewirr spricht man zwar gerne von Ganzheitsmedizin[23], von ganzheitlichem Geschehen, von der Unteilbarkeit des Krankseins, von der leibseelischen Einheit. In der Praxis hingegen blüht noch wie eh und je die dualistische Weltanschauung. »Psychosomatik« bezeichnet ja mehr die Einstellung des Arztes seinem Patienten gegenüber als eine objektivierbare Diagnose.

Als Faustregel galt bisher mehr oder weniger die These, daß es sich bei psychosomatischen Krankheiten um die Somatisierung psychischer Konflikte handle. Was im einzelnen »Somatisierung« bedeutet oder wie eine solche »Verkörperung« beziehungsweise »Verleiblichung« eines seelischen Problems überhaupt zustande kommen könnte, ist bis heute ein Rätsel geblieben. Im psychoanalytischen Begriffsrahmen stehen sich in der Hauptsache zwei Auffassungen gegenüber. Nach Alexander Mitscherlich[24] findet ein zweiphasiger Abwehrvorgang statt, wobei in der ersten Phase eine neurotische Affektbewältigung stattfindet, in der zweiten Phase eine Resomatisierung eintritt, wodurch eine Entschärfung des konflikterregenden Affektes zustande kommt, der im Symptom ersatzbefriedigt wird. M. Schur[25] dagegen versteht unter Resomation lediglich die Umkehr der natürlichen Desomatisation, die sich im Laufe der individuellen menschlichen Entwicklung eingestellt hat. In beiden Auffassungen kommt zum Ausdruck, daß offensichtlich ein intrapsychischer Prozeß sekundär zu einem leiblichen Geschehen führt.

Folgt man diesen Auffassungen, dann kann die somatische Symptomatologie nicht anders gedeutet werden denn als neurotischer Abwehrvorgang, im ersten Falle im Sinne einer Verdrängung, im zweiten Falle als Regression auf eine frühkindliche Entwicklungsstufe. Dabei soll auf die Unmöglichkeit des »Überspringens« von Psychischem ins Somatische, der Überwindung der Subjekt–Objekt-Schranke gar nicht eingegangen werden. Sigmund Freud, der Begründer der Psychoanalyse, erklärte selbst, dieses Geheimnis nicht lüften zu können. Unabhängig also davon, ob eine solche Resomatisierung überhaupt möglich ist oder nicht, hat die Theorie zumindest eminente Konsequenzen für die therapeutische Praxis. Denn in diesem Fall müßte die Somatisierung psychischer Konflikte als eine Form des *Agierens* gedeutet werden. Da in der Psychoanalyse das Agieren grundsätzlich als Widerstand gedeutet wird, bedeutet auch die körperliche Symptomatologie letztlich einen Widerstand gegen Therapie. In letzter Konsequenz würde dies heißen, daß dieser Widerstand analytisch durchgearbeitet werden muß, mit anderen Worten, daß auch jede somatisch orientierte Therapie ein Mitagieren darstellt und demzufolge zu unterbleiben hat. Aus diesem Grunde gilt es beispielsweise als fragwürdig, wenn der Psychotherapeut Patienten selbst körperlich untersucht und medizinisch behandelt.

Ein zweites Moment kommt hinzu. Für viele Patienten ist die körperliche Erkrankung und Leistungseinbuße der einzige *Leidensdruck*, der sie – nach Versagen aller medizinischen Möglichkeiten – für eine Psychotherapie motiviert. Es ist für viele auch die einzige Möglichkeit, ohne Prestigeverlust und soziale Einbuße eine solche Behandlung auf sich zu nehmen. Die psychosomatische Erkrankung steht der gesellschaftlichen Anerkennung näher als eine Neurose. Soll man also dem Kranken gegenüber zunächst das Symptom zugestehen oder den Widerstand entlarven?

Beides läßt sich vertreten, doch nicht aufgrund der angeführten Überlegungen. Dadurch nämlich, daß leibliches Geschehen von psychischem getrennt und noch dazu als selbständig oder höchstens von der Psyche abhängig betrachtet wird, wird es von der Existenz des Menschen isoliert. Diese nämlich läßt sich nicht in verschiedene und zudem noch inkommensurable Seinsweisen aufteilen. Immer schon begegnet uns der Mensch als endliches, leibliches Wesen, das in dieser oder jener Beziehung zur Welt steht. Mögen wir vom einen sagen, er sei durchgeistigt, vom anderen, er sei triebhaft; mag uns der eine durch seine Körperfülle, der andere durch seine Vernunft mehr ins Auge stechen: Nichts läßt den Schluß zu, daß menschliches Existieren einmal geistiger, ein andermal leiblicher Natur sei. Vielmehr sind das Leiben wie das Gestimmtsein, die Offenständigkeit wie das Mitsein, die Räumlichkeit wie die Zeitlichkeit Grundzüge des Daseins, Existenziale also, die unteilbar das In-der-Welt-Sein wesensmäßig bestimmen. Das leibliche Geschehen kann somit gar nicht isoliert betrachtet werden, eine »Somatisierung« oder »Resomatisierung« nicht stattfinden. Das, was sich im »Leiben« als Störung zeigt, ist nicht die »Folge« irgendeines gestörten Weltbezuges, sondern nichts anderes als dessen Austrag selbst. Die Frage, die sich uns stellt, ist lediglich jene nach dem Sinn- und Bedeutungsgehalt des leiblich gestörten Weltverhältnisses.

Hier befinden wir uns bereits sprachlich im Bereich der »Daseinsanalyse«. Das Wort hat zwei Wurzeln: das *Dasein*, entnommen der philosophischen Bezeichnung Martin Heideggers für die menschliche Existenz, und die »Analyse«, der Psychoanalyse Sigmund Freuds entstammend. Die Daseinsanalyse ist denn auch eine relativ neue Richtung der Psychotherapie, stark geprägt nach dem Zweiten Weltkrieg durch die Schweizer Psychiater Ludwig Binswanger und Medard Boss. Diese Forscher fanden, daß das bisherige reduktionistische Denken der naturwissenschaftlich ausgerichteten Psychiatrie und der Psychoanalyse das Wesen des gesunden und kranken Menschen nicht genügend bedenke, daß es vor allem darum gehe, für das Verständnis der neurotischen und psychosomatischen Krankheiten wie auch für die Psychotherapie ein neues philosophisches Fundament zu suchen. Dieses fanden sie im Denken des deutschen, oft allerdings wegen seiner politischen Vergangenheit umstrittenen Philosophen Martin Heidegger, der sich persönlich mit Fragen der Psychosomatik in Gesprächen mit Psychiatern und Psychotherapeuten während seiner Seminare in Zollikon[26] befaßte. Der methodische Zugang der Daseinsanalyse wird als *phänomenologisch* bezeichnet. Dies bedarf einer Erklärung.

Der Ausdruck »Phänomenologie« spielt in der neueren Philosophiegeschichte eine bedeutsame Rolle, im besonderen bei Husserl und Heidegger. Das Wort stammt aus dem Griechischen und setzt sich aus Phos (das Licht) und Logos (von legein, sehen) zusammen. Es geht somit dem phänomenologischen Denken um das Sehen des Sich-Zeigenden, um das Innewerden des Wesens alles dessen, was »anwest«. Nicht von ungefähr lautet die Maxime der Phänomenologie »Zur Sache«. Das Wesen des uns Begegnenden nennt nun die Daseinsanalyse den *Bedeutungsgehalt*. In der Psychosomatik geht es somit um die Erforschung des Bedeutungsgehaltes einer Krankheit und um die Frage, welchen Stellenwert sie im Zusammenhang mit der Existenz des jeweilig Betroffenen einnimmt. Dies und nichts anderes ist mit Ganzheit und ganzheitlich gemeint. Da der Mensch nicht wie eine Monade für sich allein in der Welt lebt, sondern immer schon auf »Welt« bezogen ist, sprechen wir auch von seinem Weltverhältnis oder Weltbezug. Für den Herzkranken stellt sich somit nicht nur die Frage nach der

Entstehung seiner Krankheit, sondern auch jene nach ihrem in besonderer Weise gestimmten Weltbezug. Grundlegend ist nicht nur die Feststellung, in welchem Bereich seines Existierens ein Mensch unfrei geworden ist, sondern vor allem auch, in welcher Weise er am Austrag aller ihm gegebenen Möglichkeiten gehindert wird. Diese »Weise« ist die »Stimmung«, denn jeder Weltbezug ist immer in dieser oder jener Weise »gestimmt«, selbst dort, wo wir scheinbar von einer fahlen Ungestimmtheit sprechen, wie etwa bei der Langeweile. Die Gestimmtheit des Herzkranken ist zumeist die *Angst*, die sich in vielfältiger Weise äußert, gelegentlich sich in Wut, Zorn und Aggressivität umkehrt und destruktiv wird. Darauf wird ein besonderes Augenmerk zu richten sein. Andererseits wird uns die Frage beschäftigen, ob und in welchem Maße alles bisher Gesagte und noch zu Sagende für den Herzkranken spezifisch ist, ob beispielsweise die Feststellung zutrifft, daß Herzkranke im Grunde »liebeskrank« sind, ob es stimmt, daß Einsamkeit das Herz bricht, daß es eine bestimmte Herz-Persönlichkeit gibt, daß die Lebenshaltung und Risikofaktoren ausschlaggebend sein können und daß auch soziokulturelle Aspekte beim Herzkranken zu berücksichtigen sind.

Ein *Symbol* steht für etwas anderes. Die *Metapher* verweist auf Ähnliches. Das *Phänomen* ist das, was sich zeigt. Zeigt sich die Liebe am Herzen, die Tapferkeit, der Mut? Wissen wir heute nicht mit Sicherheit, daß die Gefühle nicht im Herzen lokalisierbar sind, sondern im Gehirn? Darauf Antwort zu geben fällt schwer, es sei denn, wir befragen die Kranken selbst. Um ein Beispiel zu nennen: Liebesschmerzen werden kaum im Gehirn, wohl aber im Herzen verspürt.

Ein junger Mann von 16 Jahren entwickelte im Anschluß an eine Liebesenttäuschung eine hochgradige vegetative Neurose, wobei heftige Schmerzanfälle in der Herzgegend das Krankheitsbild beherrschten. Er war seit etwa zwei Monaten unglücklich in eine Kollegin verliebt, die seine Liebe nicht erwiderte und ihn anläßlich einer Auseinandersetzung schroff abwies. Diese Abweisung führte zu einer Depression mit Schlaflosigkeit, Schweißausbrüchen, Magenschmerzen – beunruhigend für ihn waren aber die Sensationen in der Herzgegend. Nach einer internistischen Untersuchung, welche die Aufnahme eines Elektrokardiogrammes einschloß, die keinen »Herzbefund« ergab, und einigen klärenden Gesprächen verschwanden die Schmerzen. Ausschlaggebend für seine Gesundung war jedoch der Beginn einer neuen Liebesbeziehung, die ihn, wie er selbst sagte, »enorm aufstellte«.

War bei diesem Patienten die Beziehung zwischen Liebesenttäuschung und Herz-»Leiden« als »Herzeleid« offenkundig, so zeigte sich in einem anderen Fall im Verlauf einer längeren analytischen Behandlung erst nach längerer Zeit eine solche Verknüpfung. Eine 43jährige Hausfrau und Mutter dreier Kinder, mit einem Arzt verheiratet, war fest davon überzeugt, schwer herzkrank zu sein. Sie vermeinte, an einer Angina pectoris zu leiden und bald sterben zu müssen. Selbst internistische Abklärungen, die negativ verliefen, konnten sie nicht beruhigen. Im Anschluß an einen Vortrag in einer Volkshochschule meldete sie sich zu einer Aussprache an, aus der schließlich eine psychotherapeutische Behandlung wurde. Nach mehreren Monaten konnte sie sich der Einsicht öffnen, daß ihre Herzbeschwerden einen Zusammenhang damit haben könnten, daß sie lieblos erzogen worden war, daß ihr drittes Kind nach der Geburt auf unerklärliche Weise starb und schließlich die Beziehung zu ihrem Ehemann mehr durch Streit als durch Liebe gekennzeichnet war. Ich muß hier auf die Darstellung des Inhalts der psychotherapeutischen Gespräche wie auch auf die Beschreibung der Lebensläufe dieser beiden Patienten verzichten. Immerhin sei darauf hingewiesen, daß bei beiden *Beziehungsprobleme* recht spezifischer Art vorlagen – Probleme des Herzens, wie wir sie bereits aus der Metaphorik kennen. Beiden war es »schwer ums Herz«, beide boten den Anblick schwerer Enttäuschung, beide befanden sich in einem Zustand tiefster Einsamkeit. Einsamkeit aber, das wissen wir aus Erfahrung, »bricht das Herz«. Denn Herz und Blut bilden nicht nur den *symbolischen*, sondern den *leiblichen* Austrag mitmenschlicher Gefühlswelt. Im Herzschmerz findet die bedrükkende Isolation des Menschen ihren leiblichen Niederschlag – das Herz, vorher völlig unbeachtet, beginnt zu sprechen.

So zeigt sich auch, daß der Metaphorik eine ganz wesentliche Bedeutung, weit über das Symbolhafte hinausgehend, zukommt. Die Sprache des Herzens ist echte Sprache, die Metapher mehr als »nur« ein Gleichnis. Eine rein rationale Beziehung kann niemals die volle Wirklichkeit des Miteinanderseins erschöpfen. »Wir sprechen und wirken im Alltag weit häufiger durch Metaphern« als durch eine rationale, mathematische Sprache[27]. Die Metapher besitzt einen »ornamentalen« Charakter, der »die Rede erleuchtet und erglänzen läßt«, wie es Joaquin Barcelo formuliert. Sie muß evident sein, zum Staunen bringen und Gefallen erregen – Auszeichnungen, die bereits Aristoteles als Kennzeichen der Metapher festlegte.

Die zwei hier in aller Kürze erwähnten Fälle könnten darauf hindeuten, daß nur »funktionelle« Herzbeschwerden als psychosomatisch eingestuft werden dürfen. Dem ist jedoch keineswegs so. Selbst schwere und als »organisch« deklarierte Herz-Kreislauf-Krankheiten können einen »psychosomatischen« Hintergrund haben. Es sei hier nur an die eigentliche Angina pectoris erinnert, aber vor allem an den Herzinfarkt und die essentielle Hypertonie. Über die psychosomatische Bedeutung des Herzinfarktes wie über jene des Bluthochdrucks existiert eine umfangreiche psychosomatische Fachliteratur. Grundsätzlich wird auf zwei wesentliche und für die Herzkrankheiten spezifische Gegebenheiten hingewiesen: das Persönlichkeitsprofil und die Lebensgeschichte der Patienten.

Herzinfarkt

Die Persönlichkeit des Infarktpatienten

Im Bereich der psychosomatischen Forschung wurde seit jeher der Frage nach der »Organspezifität« besonderes Gewicht beigemessen. Man ist dazu übergegangen, für verschiedene Krankheiten bestimmte Charakter- oder Persönlichkeitsstrukturen anzunehmen, die durch Statistiken und Testverfahren abgesichert werden sollten.

Ein Überblick über die in der Fachliteratur geschilderte Persönlichkeit des Herzkranken (die übrigens weitgehend auch mit jener der Hypertoniker übereinstimmt) ergibt etwa folgendes Bild: Bei Patienten, die an koronarer Herzkrankheit leiden, wird ein Verhaltensmuster festgestellt, das die Bezeichnung *Typ A* erhielt. Dies meint einen »aus Aktion und Emotion« bestehenden Komplex von Verhaltensweisen, der darin besteht, Herausforderungen anzunehmen, gekennzeichnet durch ein ständiges Ringen mit der Umwelt: Ehrgeiz, Aggressivität, Konkurrenz- und Rivalitätsdenken, Ungeduld, Gereiztheit und Feindseligkeit, häufig als Antwort auf Streß. »Der signifikant höher koronargefährdete Persönlichkeitstyp« ist besonders schonungslos gegen sich selbst, gibt zuwenig auf seine körperlichen Symptome acht und weist kaum Angstzustände auf. Der Typ-A-Kranke fällt durch seine »gespannte Höflichkeit« auf, aber ebenso durch eine schuldbeladene Gereiztheit, er ist unruhig-getrieben und starr. Er lebt in einer chronischen Erwartungshaltung, wobei häufig eine soziale Isolierung auslösendes Moment ist. Im Gegensatz zur »gespannten Höflichkeit« fallen diese Menschen aber auch durch ihre ärgerliche und gereizte Stimmung auf, durch eine »überdurchschnittliche Sensibilität gegenüber Gefahren, durch Taktlosigkeit, Zorn und Böswilligkeit«. Patienten mit koronaren Herzkrankheiten und Herzinfarktrisiko sind oftmals Persönlichkeiten »mit starkem Bedürfnis, selbstgesetzte Ziele zu erreichen, mit der Neigung, aktiv und ruhelos tätig zu werden, hohe Ansprüche zu erfüllen und

Verantwortung zu übernehmen«. Sie sind permanent angespannt und stehen unter Druck. Früher nannte man den Herzinfarkt eine typische Managerkrankheit. Heute weiß man, daß das Infarktrisiko und die Infarktpersönlichkeit überall vorkommen können und sich nicht nach dem sozialen und gesellschaftlichen Status richten. Nach einigen Autoren[28] soll der Herzinfarkt jedenfalls keineswegs nur Menschen in leitender Stellung treffen, sondern vielleicht sogar mehrheitlich Angehörige der sogenannten »Unterschichten«.

Auch Hans Glatzel[29] beschreibt den Typus A als energisch und konkurrenzbewußt, zielstrebig, ehrgeizig, auf Macht und Prestige bedacht. Häufig kommt es zu einem Konflikt im Widerstreit der Bestrebungen, in kurzer Zeit möglichst viel zu erreichen, und dem Widerstand anderer Menschen. Die heutige gesellschaftliche Situation begünstigt ganz allgemein dieses Typ-A-Verhalten, weil sie jenen Menschen spezielle Vorteile bietet, die schnell und aggressiv leistungsfähig sind. Dagegen soll der Typ B eher ausgeglichen und ruhig sein. Angeblich entspricht etwa die Hälfte der Amerikaner dem Typ A. Dabei ist aber nicht bekannt, wie viele Personen von diesem Typus tatsächlich an einer ischämischen Herzkrankheit leiden. Offenbar soll das mit dem Typ A verbundene Risiko größer sein als alle Risiken durch Alter, Hypertonie, Zigarettenrauchen und Hypercholesterinämie. Depressionen sollen die Manifestation des Typ-A-Verhaltens hemmen. Auch die Hypercholesterinämie (hoher Cholesteringehalt) soll nicht die Folge fettreicher Ernährung sein, sondern Ausdruck spezifisch psychischer Belastungssituationen. Das gleiche gilt vom Harnsäureniveau im Blut. Menschen vom Typ A haben mehr Schwierigkeiten, sich zu entspannen und auch Verzögerungen auszuhalten.

Die Einteilung der Verhaltensmuster in einen Typus A und einen Typus B geht auf Meyer Friedman und H. Ray Rosenman zurück[30]. Das Typ-A-Verhalten sei ein ständiger Wettkampf, um in immer weniger Zeit immer mehr zu tun oder zu erreichen. Dies im Unterschied zu Menschen mit klassischen Angstzuständen, die sich zurückziehen oder Rat suchen, wenn ihnen die Dinge über den Kopf zu wachsen drohen, und die daher vor Herausforderungen oft das Feld räumen. Die Autoren betonen zwar, das Typ-A-Verhaltensmuster entspreche nicht einem Persönlichkeitstyp, sie sprechen aber doch von einem Verhalten besonders disponierter Menschen und weisen darauf hin, daß zu diesem Verhalten (das auch vorübergehend bei Gesunden vorkommen kann) sowohl Faktoren aus der Umwelt wie aus der Persönlichkeit des Individuums beitragen können. Demgegenüber sollen Typus-B-Individuen zufriedener, entspannter sein, die Dinge leichter nehmen. Das Typ-B-Verhalten bezieht sich demnach auf Personen, die gelassen, ausgeglichen und freier der Welt gegenüberstehen, mit anderen Worten, dem Idealbild des gesunden Menschen entsprechen. Hier scheint aber doch der Hinweis auf einen Typus zu fehlen, nämlich auf den Ängstlichen, Flüchtenden, Sich-Anpassenden, der einerseits keinen Widerstand gegen die an ihn gestellten Anforderungen des Lebens zustande bringt, andererseits aber auch nicht als gesund und gelassen bezeichnet werden kann. Es müßte demnach, gerade im Blick auf die Psychosomatik des Herzens, ein weiterer Typ-C erarbeitet werden. So wurde bereits von Friedman festgestellt, daß ein Großteil der von ihm Befragten im Teil-Projekt »Herz-Kreislauf-Erkrankungen und industrielle Arbeitsplätze« eher durch ängstliche Anpassung, Angst vor Konflikten und Rücksichtnahme auffiel und »weich und aggressionsgehemmt« wirkte, auch wenn ein ausgeprägtes Dominanzstreben und gewisse »Kontrollambitionen« nachweisbar waren.

Eine Differenzierung des Typ-A-Verhaltensmusters wird im übrigen von dem deutschen Forscher Franz Friczewski[31] vorgenommen. Typ-A 1 ist der gehemmte Mensch, ängstlich, zurückhaltend, motorisch und mimisch verhalten, ein Einzelgänger, der selten »explodiert«, nach Konflikten aber lange erregt bleibt. Typ-A 2 ist ein Mischtyp, der oft ruhig und gelassen wirkt, selten nach außen erregt erscheint, aber oft vor sich hin schimpft und leicht nervös wird. Er weist eine ruhige Fassade bei tiefsitzenden Spannungen auf, ist ehrgeizig, aber konfliktscheu. Typ-A 3 ist der »Explodierer«, kontaktfreudig, mit lauter Stimme und viel Mimik und Gestik. Er explodiert häufig, vergißt aber den Anlaß schnell, er ist konfliktscheu, ehrgeizig, mit aufflackernder Streitsucht und Neigung zu Trotzverhalten.

Insgesamt zeigt sich, daß offenbar auch fließende Übergänge innerhalb der Typologie bestehen, so daß festgehalten wurde, das ursprüngliche Typus-A-Konzept sei durch die vielen Ergänzungen und Relativierungen »bis zur Unkenntlichkeit verändert« worden. Die vielen »Rettungsversuche« hätten die Verwirrung eher vergrößert[32]. Andererseits ist auch der Phantasie keine Grenze gesetzt. So sei der Zynismus eine entscheidende Eigenschaft der Infarkt-Kandidaten, und nach Sroka soll das Übermaß an angestauter Aggressivität, mit dem der Herzkranke lebenslang seine Wünsche nach Geborgenheit, Zärtlichkeit und Liebe fernhalte, das Herz zerstören; der Herzinfarkt wird dem Selbstmord gleichgesetzt. Antoine Bloch und Anne-Lise Bersier[33] von der Universität Genf finden, die bei Koronarpatienten häufigsten Verhaltensmuster seien bezeichnend für den zwanghaften Charakter und die narzißtische Zerbrechlichkeit dieser Kranken. Zusammengefaßt stellen sie folgende Merkmale in den Vordergrund:

- enormer Einsatz bei der Arbeit, große Bereitschaft, Verantwortung zu übernehmen;
- übertriebener Perfektionismus, darauf abzielend, jeglicher Kritik zuvorzukommen, Pedanterie, Ordnungssinn;
- Wunsch nach Eigenkontrolle und Kontrolle der Umgebung;
- Unterdrückung von Gefühlen; insbesondere der Angst, Neigung zu Rationalisierung;
- Schwierigkeit, Aggressivität anders auszudrücken als durch impulsive oder explosive Anfälle;
- ständiger Kampf um beruflichen Erfolg;
- Gefühl der Allmacht und Unverletzlichkeit; Verleugnung der Grenzen der Widerstandskraft, fehlende Schonung;
- Intoleranz gegenüber jeglicher Infragestellung der eigenen Person;
- Zerbrechlichkeit bei Mißerfolgen;
- Bedürfnis, geliebt und geschätzt zu werden;
- Erfolgssucht;
- äußerst armselige Phantasiewelt und Träume (siehe Fall Vital Klemm!);
- unerfülltes Leben außerhalb der beruflichen Tätigkeit;
- ausgeprägte Hyperaktivität;

– Unfähigkeit, sich zu entspannen und auszuruhen;
– auf Aktivität ausgerichtete Freizeitgestaltung;
– scheinbar beispielhafte soziale Anpassung bei bestehender Unzufriedenheit;
– dürftiges Sexualleben; allgemeine Unfähigkeit, sich zu vergnügen.

Betrachten wir die Persönlichkeiten der drei eingangs erwähnten Herzkranken, so finden wir, zumindest oberflächlich gesehen, zweifellos Übereinstimmungen mit dem Typus A. Von Vital Klemm lesen wir, daß er sich bis zur Erschöpfung überforderte, daß er ausschließlich der Leistung verpflichtet war, sich auch körperlich verkrampfte, daß seine Nackensteifheit und die Nackenschmerzen auch einer »Stiernackigkeit« entsprachen, mit der er seine Probleme anging, daß er auf Konkurrenzdenken und Ehrgeiz gestimmt war, sich keine Ruhe gönnte und zu aggressiven Kurzschlußhandlungen neigte. Wir finden bei ihm zudem Züge eines anankastischen Perfektionismus und einer Ordnungshörigkeit bis zur fast totalen Verleugnung mitmenschlicher Gefühle. Solcherart also ist zunächst die Zuordnung Klemms zur statistisch festgestellten Verhaltensnorm von Infarktkranken wohl gegeben. Ähnliches läßt sich bei den von Marlis Gassmann beschriebenen Patienten sagen. Dr. Hector Wille besaß ebenfalls eine durch Panzer abgesicherte »Welt«, die nur Recht und Unrecht kannte; die Krankheit hatte darin keinen Platz, sein Leben vollzog sich im Bereich beruflicher Hingabe an Genauigkeit und Gerechtigkeit, im Dienste bürgerlicher Ordnung und bei zumindest scheinbarer Gefühlskälte – lediglich gestört durch seine Nervosität, die er auch durch den übertriebenen Zigarettenkonsum nicht zu neutralisieren vermochte. Ein Mensch wie er, der keine Zeit hat, der dauernd vom Blick auf die Uhr gebannt ist, kann ja nicht »gelassen« sein. Er ist der typische Getriebene, Ruhelose. Dies war auch bei Reto Casaulta feststellbar, wenngleich er wohl am wenigsten Ähnlichkeiten mit dem beschriebenen Typus A aufwies.

Was ist nun von der sogenannten Persönlichkeitsspezifität der Herzkranken zu halten? Ihre Aussagekraft muß wohl relativiert werden. Zum einen lehrt uns die tägliche Erfahrung, daß lange nicht alle Herzpatienten dieselbe Persönlichkeitsstruktur aufweisen und daß andererseits Menschen mit der eben genannten Verhaltensweise (manche Autoren sehen zwischen Persönlichkeitsprofil und Verhaltensprofil einen Unterschied) in recht verschiedener Weise neurotisch-psychosomatisch erkranken können. Die Kritik an der Persönlichkeitsspezifität stützt sich unter anderem auch darauf, daß die Begriffe »Persönlichkeit«, »Typus«, »Charakter« selbst vieldeutig sind und keineswegs von allen Autoren gleichsinnig verwendet werden. Die aufgeführten statistisch oder testpsychologisch erhobenen Befunde sind zweifellos aufschlußreich, aber nicht zwingend für Herzkranke. Nehmen wir als Beispiel das ehrgeizige Leistungsstreben: Es kommt beim Magenulkus (-geschwür) ebenso häufig vor wie bei der Migräne und anderen Krankheiten, keineswegs nur beim koronar Herzkranken. Ferner gibt es glücklicherweise immer noch Menschen, die bei gleichem Persönlichkeitsprofil gar nicht erkranken.

Bei aller Kritik an einer schematischen Zuordnung der Infarktgefährdeten und Koronarpatienten zu einem bestimmten Verhaltens- und Persönlichkeitstypus sollte nicht übersehen werden, daß offenbar dieser einen Risikofaktor darstellen kann, der in Zusammenhang mit anderen Risikofaktoren bei Herzkranken gehäuft vorkommt. Insofern gehört die »Gewissenserforschung« hinsichtlich des Lebensstils zur Prävention und Therapie des Menschen. Heiko Ernst[32] führt denn wohl zu Recht das Argument ins Feld, daß es unabhängig von der Gültigkeit und vom Ausgang des Streites um das Typ-A-Konzept »eine Rückkehr zur nur-medizinischen Betrachtungsweise von Herz-Kreislauf-Erkrankungen« nicht mehr geben könne. Die Frage von Verantwortung, das Problem von Lebensstil und Umwelteinflüssen bei der Entstehung von Krankheiten sei in dieser Diskussion exemplarisch bearbeitet worden.

Die Biographie des Herzkranken

Die gleichen Bedenken, die wir bei der Typologisierung des Herzkranken äußern, gelten auch für eine Spezifität der Lebensgeschichte dieser Patienten. Es ist bekannt, daß die Neurosenlehre und damit auch die Psychosomatik großes Gewicht auf die entwicklungspsychologischen Erkenntnisse legt. Dabei darf aber nicht übersehen werden, daß sich sowohl die Entwicklungspsychologie als auch die biographische Kasuistik zumeist der *Deutungen* bedienen, statt sich an die faktische Beschreibung der Gegebenheiten zu halten. Versuche, aus einer geschilderten Lebensgeschichte eine Prognose über das manifeste Leiden zu stellen, sind bisher alle fehlgeschlagen. *Es gibt keine krankheitsspezifische Lebensgeschichte.* Dies heißt nicht, daß die Lebensgeschichte bei der Abklärung einer Krankheit bedeutungslos ist; es heißt aber, daß sie nicht verallgemeinert werden darf. Wir haben schlimmste Biographien kennengelernt von Menschen, die als völlig gesund gelten; wir haben auch unauffällige Lebensgeschichten festgestellt bei Menschen, die schwerstens neurotisch oder psychotisch erkrankten. Man wird mir entgegnen, es fehle in solchen Fällen an der Genauigkeit der Anamneseerhebung, vor allem werde das ins »Unbewußte« Verdrängte nicht genügend erforscht. Hier aber fängt bereits die Fragwürdigkeit solcher Kritik an. Ohne die primäre Annahme, daß es so etwas wie ein »Unbewußtes« gibt – das ohnehin nie nachweisbar ist –, gibt es auch keine Erforschung desselben. Es wäre an der Zeit, daß Psychotherapeuten und Analytiker sich mehr dem zuwenden, was sich tatsächlich zeigt, als immer wieder und unermüdlich nach Beweisen zu suchen für Dinge, die sich naturgemäß, weil eben »unbewußt«, jeglicher Beweisführung entziehen. Hinzu kommt, daß die »erzählte« Lebensgeschichte immer lückenhaft ist, möglicherweise einzelne Daten erbringt, aber die im Laufe des Lebens notwendig gewordene Verarbeitung dieser Daten oder Traumata außer acht läßt. Trotzdem wollen wir uns kurz der typisierten Biographie Herzkranker zuwenden:

Zumeist muß die frühe Kindheit des Menschen als Schlüssel zur Eröffnung des Verständnisses einer Krankheit herhalten. Knut Sroka[28] spricht von einem »Kindheitsdrama« des herzkranken Menschen, das sich in fünf Akten vollziehe. In der Säuglingszeit, der Phase der Symbiose, werde der später herzkranke Mensch in seinen weichen Gefühlen, in seinen passiven Bedürfnissen nach Hingabe, Geborgenheit und Liebe »sehr verletzt«. Als Reaktion auf die »Gewalt der Mutter« sei das Kind gezwungen, sich selber schwere Gewalt anzutun. Es lerne, seine Gefühlswelt, »das Kostbarste, was es besitzt«, sein Herz also, gewaltsam zu verstecken und gefangenzuhalten. Dies bedinge, daß das Kind in der zweiten Phase, jener der ersten Autonomiebestrebungen, nicht die Kraft habe, sich von der Mutter abzugrenzen. Es lerne schnell, sich anzupassen und unterzuordnen, dazu kämen Scham- und Haßgefühle gegen sich selbst, wenn es Fehler mache und versage. Im dritten Akt aber werde das Kind »trotzig«. Es wende sich von der mütterlichen Welt ab und dem Vater zu. Das Kind könne sich keine Schwäche mehr erlauben, die »inneren Fesseln« verhärteten sich zum Panzer. Schließlich folge der Übergang zum »ödipalen Zwischenspiel« (eine Entwicklungsstufe, die nur der psychoanalytisch Geschulte versteht). Hier wird von der Abwehr weiblicher Impulse durch die Pseudo-Männlichkeit gesprochen; der Autor versteigt sich zur Aussage, der Herzkranke weise seit dieser Phase »deutlich sadomasochistische Züge« auf. Im letzten Entwicklungszeitraum, der schulischen Bewährung, trete dann als Happy-End das gehorsame, brave Kind auf den Plan, das für seine guten Leistungen und Noten Anerkennung, Bewunderung, ja die Liebe der Mutter (»endlich die Liebe der Mutter!«) ernte.

Nach Wilhelm Revers[34] lassen sich aus der Anamnese von Infarktkranken und den Auswertungen des Thematischen Apperzeptionstestes (TAT) drei Gesichtspunkte herauskristallisieren, die für die Erkrankung charakteristisch sind: die familiäre Beziehung in der Kindheit und Jugendzeit, die Berufsausbildung und der berufliche Werdegang sowie die männlich-betonte, virile Selbstverwirklichung in der erotischen Partnerschaft. Dabei sollen drei Patiententypen voneinander unterschieden werden können: ein Typus A, der Störungen in allen drei Bereichen aufweist, ein Typ B, der in den Bereichen der familiären und sexuellen Beziehung gestört, aber im beruflichen Bereich erfolgreich ist, und schließlich ein Typ A/B, bei dem der Versuch zu einer beruflichen Selbstverwirklichung gar nicht unternommen wurde, die Bereiche der familiären und sexuellen Beziehungen aber gestört sind.

Die vergleichende Untersuchung der Lebensgeschichten von 37 Infarktpatienten während einer Rehabilitationsbehandlung ergaben, daß alle Patienten in den vier basalen Bedürfnissen schwere Entbehrungen hatten erfahren müssen: im Gefühl der Zugehörigkeit, der Sicherheit, der Liebe und des Prestiges. Die Entbehrungen umfaßten vor allem chaotische Familienverhältnisse, brutale Lieblosigkeit und Beziehungslosigkeit der Eltern zu ihren Kindern, aber auch Verlust der Heimat und Katastrophen in der Kriegs- und Nachkriegszeit. Hinsichtlich der Eltern wurden ein Mangel an mütterlicher Zuneigung, aber auch Fälle von beschützenden und moralisch einengenden Müttern beschrieben sowie auch von verwöhnenden Müttern als Kompensation für väterliche Strenge. Vom Vater soll bei den Herzpatienten zumeist ein nur gering prägender Einfluß ausgehen. Er fehlte durch Tod oder Scheidung, war entweder zu schwach neben seiner dominierenden Ehefrau oder zu despotisch. Die psychische Entwicklung der Patienten soll infolge fehlender Leitbild-Orientierung stark behindert gewesen sein und zu einer infantilen Fixierung auf die Mutter geführt haben. Die Folge zeige sich in Aggressions-Hemmung und Ich-Schwäche. Die eheliche Situation der Kranken wiederum war gekennzeichnet durch eine Anklammerung der Patienten an ihre Partnerin als Mutterersatz, andererseits wurde eine starke außereheliche sexuelle Aktivität mit häufig wechselnden Partnerinnen beobachtet.

Alle diese Angaben, soweit sie überhaupt nachprüfbar sind, lassen sich auch bei vielen anderen Erkrankungen machen und wiederum auch bei gesunden Menschen. Impliziert wird dabei, daß Herzkrankheiten eigentlich Gemütskrankheiten sind, daß letztlich das Herz wohl im ureigensten Sinne mit mangelnder Liebesbereitschaft oder mit starker Liebesabwehr in Zusammenhang steht. Francis Dunbar[35] beschrieb die Herzkranken als harte Arbeiter, auf Erfolg ausgerichtete Märtyrer der eigenen Ideale – all dies auf Kosten der Mitmenschlichkeit. Peter Hahn[36] verweist auf das Zusammenwirken genetischer Faktoren und frühkindlicher Umwelteinflüsse. Ein Kind mit ausgeprägter Bewegungsfreudigkeit treffe in der Entwicklungsphase des Autonomiestrebens, das mit einem Schub in der Entwicklung der Motorik einhergeht, auf eine einengende elterliche Erziehung. Die starke elterliche Autorität lasse keine erfolgreiche Auseinandersetzung zu. Schließlich würden die aggressiven und autoritären Bedürfnisse in der Arbeitswelt ausgelebt, wobei typischerweise der Wunsch nach Dominanz und Geliebtwerden zu einer Anerkennung durch Unterwerfung führe.

Eine Genfer Studie[33] über junge Koronarpatienten schien die Angaben von Bloch und Bersier zu bestätigen. 21 Männer zwischen 32 und 45 Jahren, die wegen eines akuten Herzinfarktes hospitalisiert waren, wurden von einem Team, bestehend aus einem Psychiater, einem Kardiologen, Diätassistentinnen, Sozialarbeiterinnen und Physiotherapeuten unmittelbar nach Eintreten des Infarktes und nach ihrer Entlassung nach Hause untersucht. Die Analyse des Risikoverhaltens ergab ein starkes Vorherrschen des Tabakkonsums, während andere Risikofaktoren eher untervertreten waren. Hingegen litten die meisten unter einem starken beruflichen Streß; bei »fast allen diesen Patienten war die Investition in das Berufsleben sehr groß; die Arbeit schien oft das einzige Interesse in ihrem Leben zu sein«. Gewöhnlich gelang es »diesen zwanghaften, übermäßig gewissenhaften Leuten« trotz größter Ausdauer, trotz Überstunden, trotz der Seltenheit ihrer dem Vergnügen und den Ferien gewidmeten Zeit nicht, ihr Ideal zu erreichen. Hinter der Fassade perfekter Anpassung schienen sie so zerbrechlich zu sein, daß es sie größte Anstrengung kostete, ihre Stellung im Beruf zu behaupten. Konflikte mit Vorgesetzten und Untergebenen waren an der Tagesordnung. Dazu kamen (»bei 60 Prozent der Patienten«) Konflikte und Unstimmigkeiten in

Ehe und Partnerschaft, Streit mit Kindern, Scheidungen sowie in 40 Prozent der Fälle oft schwerwiegende finanzielle Probleme, ein »Sich-Zurückziehen von der Gesellschaft« oder mangelnde soziale Anpassungsfähigkeit (z. B. bei ausländischen Arbeitnehmern).

Über die frühe Lebensgeschichte von Dr. Wille und Herrn Casaulta wissen wir aus der Beschreibung nicht Bescheid. Anders verhält es sich bei Vital Klemm. Auf einige traumatische Details bin ich bereits eingegangen. Die weitere Biographie erwies sich ebenfalls als aufschlußreich für das Verständnis seiner Entwicklung. Als viertes von insgesamt sieben Kindern eines stark verschuldeten Landwirtes geboren, verbrachte er Kindheit und Jugendzeit in einem kleinen Bauerndorf der Innerschweiz. Nachdem sein Vater das Gut hatte aufgeben müssen, lebte die Familie unter wirtschaftlich mißlichen Bedingungen. Die karge soziale Situation zwang alle dazu, sich auf das Existenzminimum zu beschränken und irgendwelche Zufallsarbeiten anzunehmen. Keiner konnte es sich leisten, eine höhere Schule zu besuchen. Dies galt auch für Vital, dem es später mehr oder weniger gelang, sich im Selbststudium bis zum Architekten emporzuarbeiten. Charakterlich als ungehobelt und hart – mit einem »unglaublich weichen Kern« – vom Patienten geschildert, nahm der Vater verschiedene Gelegenheitsjobs an, verfiel aber zusehends dem Alkohol, bis er, nach einer zweiten Eheschließung und weiteren zwei Kindern, starb. Die Mutter Vitals, durch die Arbeitsüberlastung im Haushalt und als Näherin frühzeitig gealtert, starb mit 39 Jahren im Anschluß an eine Nierenoperation. Klemm war damals 16 Jahre alt; der Tod der Mutter erschütterte ihn zutiefst. Zur Trauer hatte er aber keine Zeit; schon kurz nach dem Begräbnis wurde er in eine Lehre gesteckt, um dann eine willkommene Arbeitskraft für die Familie zu werden. Das Verhältnis seines Vaters zu ihm war durch eine Mischung von weichseliger Liebe (wie sie eben bei Alkoholikern üblich ist) und Härte gekennzeichnet. Noch als der Patient die Rekrutenschule besuchte, erhielt er gelegentlich von seinem Vater Schläge. Alle Kinder litten darunter, nur unser Patient hat dies dem Vater nachträglich verziehen. Erst ein Lehrmeister, bei dem er während rund fünf Jahren arbeitete, sei für ihn eigentlicher »Vaterersatz« gewesen. Er war es denn auch, der dem intelligenten jungen Mann dazu verhalf, eine Weiterbildung anzusteuern. Die gute Beziehung brach dann allerdings ab, als Vital Klemm auf der beruflichen Erfolgsleiter nach oben stieg und seinen Lehrmeister verließ.

Betrachten wir diese wenigen Angaben zur Lebensgeschichte des herzkranken Vital Klemm, so mag daraus ersichtlich werden, daß seine emotionalen Möglichkeiten auf ein Mindestmaß begrenzt worden waren und nie richtig zum Tragen kamen. Er konnte sich, in Abhebung von seinem erfolglosen Vater, nur noch durch Leistung beweisen, daß er ein »Mann« sei. Dieses existentielle Mißverständnis hat denn auch sein Verhalten als »Erwachsener« bestimmt. Erfolgreich wollte er sein, dadurch sich auch die Achtung der Umwelt erwerben, ohne die er selbst keine Selbstachtung haben konnte. Von da an ist der Weg vorgezeichnet, der bis zur Angina pectoris führte.

Allerdings muß auch gleich hinzugefügt werden, daß die »Schuld« daran nicht einfach dem alkoholkranken Vater oder der für ihn zu früh verstorbenen Mutter zugeschoben werden kann. Keines der anderen Geschwister erkrankte an der gleichen oder einer ähnlichen Krankheit, obwohl sie unter gleichen Umständen heranwuchsen wie Vital. So darf denn diese Biographie auch nicht als Paradebeispiel für die Lebensgeschichte von Herzkranken herangezogen werden. Immerhin fügt sie sich in die vorhergehend beschriebenen Daten ein und dürfte zumindest für diesen Patienten zur Erhellung seines Lebensschicksals Wesentliches beitragen.

Persönlichkeit und Lebensgeschichte prägen weitgehend den *Lebensstil* eines Menschen. Für die Herzkranken, im besonderen für die Infarktgefährdeten, scheinen gewisse Schwerpunkte feststellbar. Da aber weder eine spezifische Verhaltens- und Charakterstruktur noch eine bestimmte Lebensgeschichte für sich allein das Entstehen von Herzkrankheiten begründen können, müssen sie wohl zu den *Risikofaktoren* gerechnet werden, von denen ebenfalls keiner für sich allein, sondern immer nur eine Anhäufung derselben aussagekräftig ist.

Risikofaktoren

Zu den am häufigsten genannten Risikofaktoren gehört der Streß. Nach Horst Mayer[37] ist das Streßmodell als Erklärungsprinzip unspezifisch. Dies beweisen Untersuchungen, welche die Unterschiede zwischen Herzkranken und vergleichbaren Gesunden ermitteln sollen; dann Untersuchungen an Personen mit übereinstimmender und besonders streßbehafteter Lebensweise; und schließlich Untersuchungen von Zusammenhängen zwischen Streß und Herzkrankheit, also Streß im Sinne der Risikofaktoren.

Über solche Untersuchungen gibt es eine beträchtliche Anzahl von Veröffentlichungen. Interessanterweise ist aber der Streß im Laufe der Jahre wieder von der Liste der bekannten Risikofaktoren für koronare Herzkrankheiten gestrichen worden. Ein Zusammenhang wurde zwar nicht widerlegt, besonders weil eine Reihe von Variablen festzustellen ist, die erwiesenermaßen streßabhängig sind (Blutdruckerhöhung, Serumlipide, Harnsäure oder gesundheitsschädigende Verhaltensweisen wie Rauchen). Vermutlich aber sind Zusammenhänge nur dann anzutreffen, wenn eine Person eine »Streß-Reagibilität« auf mehreren dieser Risikovariablen aufweist.

Im übrigen muß auch hier wieder bemerkt werden, und Mayer bestätigt dies, daß sichere und spezifische Zusammenhänge schwerer Herzkrankheiten mit Streß zwar besonders häufig gesehen werden, sich aber letztlich auch bei vielen anderen Erkrankungen nachweisen lassen. Die Sache mit dem Streß hat aber noch andere Seiten. Ich bin darauf an anderer Stelle[38] ausführlich eingegangen. Einige Gedanken daraus seien hier angeführt. Unter Streß wird bekanntlich im populären Wortgebrauch ein Zustand andauernder oder akuter Überbeanspruchung verstanden, der die normalerweise zur Verfügung stehenden Kräfte übersteigt und schließlich zur Dekompensation führt. Daß unsere Zeit besonders streßanfällig ist, wird niemanden erstaunen, der sich für die gesellschaftlichen Veränderungen in der Welt interessiert. Vom beruflichen, politischen, wirtschaftlichen Streß, vom Streß in den zwischenmenschlichen Beziehungen (inklusive der Sexualität) bis zum Freizeitstreß wird das Leben des modernen Menschen, neuerdings auch in den sogenannten Entwicklungsländern, betroffen. Auffallend ist aber, daß der Streß immer nur als eine Überforderung betrachtet wird, die von außen kommt. Hier setzt denn auch unsere Kritik an diesem Streßbegriff an. Zweifellos gibt es soziale und gesellschaftliche Beziehungsgefüge, die in besonderer Weise streßinhärent sind. Denken wir daran, daß sozial benachteiligte Kinder es in der Schule immer noch schwerer haben, die Stufenleiter der Bildung emporzuklettern, als Kinder höher eingestufter Gesellschaftsschichten. Denken wir auch daran, daß es neben dem Schulstreß berufliche Streßsituationen gibt, daß der Konkurrenzkampf sich in allen Sozialschichten abspielt, daß die universitäre Ausbildung, beispielsweise in naturwissenschaftlichen Fächern mit ihrem geheimen oder offenen Numerus clausus, an und für sich und vermutlich für jeden Studierenden Streß bedeutet – von den leidigen Examenssituationen ganz abgesehen – und daß Arbeitslosigkeit dies alles verschärft.

Trotzdem dürfte es zu einseitig sein, Streß lediglich als ein unabänderliches und äußerliches Phänomen zu bezeichnen. Der Begriff »Streß« ist auch zu einem Modewort geworden, das überall dort Anwendung findet, wo sich der Mensch überanstrengt »fühlt«, wo er sich der Welt lieber versagt als sich ihr zu stellen. Alfred J. Ziegler[39] hat dies in einer bemerkenswerten Studie klar ausgesprochen. Dieses Streßkonzept liege »im extravertierten Denkstil unseres Jahrhunderts«. Streßbedingte Krankheiten werden dann als »exogen« bezeichnet, das heißt von außen bedingt, während man doch davon ausgehen müsse, daß letztlich der Verlust an innerer Freiheit und das Zwangsmäßige menschlichen Verhaltens maßgebend für das Krankheitsereignis seien, so daß man eigentlich von einer »endogenen« (von innen her bewirkten) Erkrankung sprechen müsse. Dies war denn auch der Kern meiner Auseinandersetzung um den Streßbegriff: daß Streß nicht lediglich etwas dem Menschen Aufgezwungenes ist, sondern eine im Verlust innerer Freiheit wurzelnde Beziehung darstellt. Daß es auch eine »von außen« aufgezwungene Einengung freiheitlicher Lebensgestaltung gibt, sei nicht bezweifelt. Ebensowenig darf aber vergessen werden, daß viele Menschen den ihnen gegebenen Freiraum gar nicht benützen. »Freiraum« deutet als Wort bereits auf die doppelte Begrifflichkeit von »Freiheit« und »Raum« hin. Letzteres meint nun nicht das Abgegrenzte, Meßbare des geometrischen Raumes, sondern die Möglichkeit des Menschen, sich einzuräumen. Wir räumen uns in verschiedene Lebensbereiche und Beziehungen ein, unter anderem in den Weltbezug des Schaffens und Leistens. Sofern wir uns einräumen, ist damit auch ein Freisein für und zu etwas gemeint. Freiheit ist also nicht nur Freisein von, wie es zumeist mißverstanden wird, sondern ebenso ein freies Verhältnis zu einer Sache. Wenn dem Gestreßten deshalb immer wieder vorgeschlagen wird, er solle weniger den Sachzwängen folgen, er solle sich von dieser oder jener Bürde befreien, er solle weniger arbeiten, er solle sich mehr Freizeit leisten usw., so wird dabei meist die Tatsache übersehen, daß es nicht nur um eine Befreiung von äußeren Bedrängungen geht, sondern daß ein inneres Sich-neu-Einstellen zur Arbeit, zum »Sachzwang« wichtiger wäre. Abgesehen davon führen die meisten gutgemeinten Ratschläge zu weiteren Forderungen: Man »soll« und »sollte«! Dabei gibt es einen durchaus positiven Aspekt des Stresses. Es wurde sogar festgestellt, daß in ein und demselben Betrieb leistungsbezogene dynamische Menschen weniger herzinfarktgefährdet waren als ihre unauffälligen Kollegen. Streß im positiven Sinne ist zweifellos auch gesundheitserhaltend. Man kann es umgekehrt formulieren: Streßentzug macht krank, oder: Streß ist auch sinnvoll. Für viele Menschen ist ein gewisser Streß sogar unentbehrlich, denken wir etwa an Sportler oder Schauspieler.

Zu den meistgenannten »Risikofaktoren« gehört nicht nur der Streß. Ende der vierziger Jahre wurde in dem kleinen Städtchen Framingham bei Boston eine großangelegte Untersuchung durchgeführt, um die »Ursachen« der Herzkrankheit zu erforschen. Dabei wurde vor allem (und fast ausschließlich) das Konsumverhalten der Patienten hinterfragt. Eine »Hitparade« der »Risikofaktoren« ergab, daß Herzkranke überdurchschnittlich viele Zigaretten rauchten, zu erhöhtem Blutdruck, erhöhten Cholesterin- und Blutzuckerwerten neigten, zu erhöhten Blutfettwerten, zu Übergewicht und Bewegungsmangel. Allerdings wird die Bedeutung dieser Risikofaktoren vermutlich zu einseitig gesehen, wobei es sogar Stimmen gibt, die sie generell in Frage stellen. Umstritten zumindest ist der Einfluß des Cholesterins und der Lipide. Sroka, der nicht immer überzeugende alternativ-medizinische Kämpfer gegen die Schulmedizin, vergleicht die Risikofaktoren mit Fetischen, mit denen »das Milliardengeschäft mit der Herzkrankheit« begann. Nachweisbar jedenfalls hat die Risiko-Prävention bis heute, obwohl die Menschen »gesünder« und selbstbeobachtender leben als früher, noch nicht zu einem Rückgang der Herz-Kreislauf-Erkrankungen beigetragen. Gewiß spielt die neue Fitneß- und Freizeitkultur für das Allgemeinbefinden der Menschen eine große Rolle, doch offenbar nicht die entscheidende. Ursachenforschung im Sinne der Framingham-Studie scheint nicht der richtige Weg zu sein, um die Psychosomatik der Herzleiden offenzulegen.

Johann Glatzel, ein ernstzunehmender kritischer Beobachter, bezieht sich auf die Feststellung, daß es in jahrzehntelangen biochemischen, experimentellen, epidemiologischen und klinischen Untersuchungen nicht gelungen sei, die Pathogenese der Koronarkrankheit und des Herzinfarktes im speziellen aufzuklären. Auch die klassische Lehre, wonach der Herzinfarkt mit dem Leitsymptom Angina pectoris nichts anderes als die klinische Ausdrucksform der Koronarsklerose sei, habe sich als Irrtum erwiesen. Glatzel weist darauf hin, daß es schwerste Koronarsklerosen mit Koronarverschluß ohne klinische Erscheinungen von Herzinfarkt gebe und andererseits schwerste Herzinfarkte ohne arterosklerotischen Koronarverschluß festgestellt würden. Ebenso ergaben epidemiologische und klinische Untersuchungen, daß weder die Entstehung noch der Verlauf des Herzinfarktes mit dem Fettgehalt der Nahrung, insbesondere mit den gesättigten und hochgesättigten Fettsäuren in ursächlichem Zusammenhang stehen. Für Glatzel sind auch das Zigarettenrauchen und das überhöhte Niveau des gesamten Cholesterins pathogenetisch nicht von Bedeutung. Was aber bleibt dann von den Risikofaktoren noch übrig?

So einfach, wie es die Kritiker wahrhaben wollen, scheint es doch nicht zu sein. Jedenfalls empfehlen namhafte Ärzte immer noch eine gesunde Ernährung (Verzicht auf Fleisch und Wurst, Industriezucker, Billigfette und -öle, frittierte Fett- und Kalorienbomben usw.), körperliche Bewegung und Verzicht auf Rauchwaren, wobei allerdings die Behauptung zu weit gehen dürfte, daß Menschen, die nach diesen Regeln leben, »nicht die geringste Chance« haben, einen Herzinfarkt zu erleiden[40]. Zumindest beharren die Präventivmediziner auf der Bedeutung der Risikofaktoren.

Die Auseinandersetzung um die Wichtigkeit oder Nichtigkeit der Risikofaktoren läßt die Fragwürdigkeit eines rein kausalen Denkens erkennen. So einfach machen es uns die psychosomatischen Krankheiten aber nicht. Gewiß können statistische Erhebungen nachweisen, daß exzessives Rauchen zu einer Steigerung der Anzahl koronarer Herzerkrankungen führt, so wie andere Autoren[41] wieder auf die relative Bedeutungslosigkeit des Rauchens verweisen*. Gewiß mag es sinnvoller sein, mehr Fisch als Fleisch zu essen, damit der Cholesterinspiegel nicht zu hoch ansteigt. Anläßlich eines Jahrestreffens der American Heart Association 1988 begrüßte Bernd Lüderitz, Kardiologe an der Medizinischen Universitätsklinik Bonn, die Teilnehmer eines deutschsprachigen Workshops mit dem Hinweis: fast food = quick plaques, sea-food = heart food[43]. Fast food sind beispielsweise die in Amerika besonders beliebten Hamburger und Cheeseburger, wie überhaupt Fleisch die besonders gefährlichen Lipoproteine enthält, die zu Atheromen und eben zur Arteriosklerose, zu den sogenannten Plaques führen. Nachweislich haben Populationen mit hohem Fischkonsum, wie etwa die grönländischen Eskimos oder die japani-

* Diese auch von H. J. Eysenck relativierte Bedeutung des Rauchens wird vom Präventivmediziner Meinrad Schär[42] heftig in Frage gestellt. Mehrere Langzeitstudien hätten ergeben, daß eine eindeutige Dosis–Wirkung-Beziehung zwischen dem Zigarettenrauchen und dem Auftreten klar definierbarer Krankheiten bestünde.

schen Fischer, eine ausgesprochen niedrige Herzinfarktmortalität. Abgesehen von unserer Risikogruppe muß sicher beachtet werden, daß generell die Freß- und Fettsucht einen Risikofaktor darstellt, der wiederum die Gefahr des Bewegungsmangels mit sich bringt. Aus diesem Grund wird auch ein körperliches Ausdauertraining als therapeutisches und präventives Mittel in der Hochdruckbehandlung empfohlen[44]. Bewegungsmangel wird nicht nur als kardiovaskulärer Risikofaktor eingestuft, der die Entwicklung einer Hypertonie begünstigt, sondern auch als Auslöser einer Leistungsschwäche des Organismus, die wiederum die Blutdruckregulierung verschlechtern kann. Ein gezieltes Training ist somit eine Therapie sowohl der Hyper- wie der Hypotonie.

Zusammengefaßt muß man wohl sagen: Wir leben gefährlich. Das Schlimmste daran ist, daß wir *immer* gefährlich leben, selbst wenn wir unser Leben gesund gestalten. Letztlich werden wir, falls wir die Gefahren alle überleben, alt. Und das Alter wiederum ist hinsichtlich der Herzkrankheiten, diesmal vielleicht nicht allein aus psychosomatischer Sicht, der Risikofaktor Nummer eins. Daß im Alter die psychosoziale Isolierung die Lebensqualität erheblich mindert, ist bekannt. So kennt man auch den sogenannten »Pensionierungstod«, das plötzliche Erlahmen der Herz-Kreislauf-Tätigkeit. Dies allein mag die Zunahme der koronaren Herzkrankheiten im Alter wohl nicht zu erklären. Kommen aber die altersspezifischen organischen Veränderungen hinzu, dann rundet sich das Bild ab. Morphologisch beeinträchtigt die Versteifung des Kollagens die Fähigkeit des Myokards zu Kontraktion und Distension, das interstitielle Bindegewebe nimmt herdförmig zu, in den Arterien finden eine Verdickung und Fibrosierung statt, die zur Versteifung führen. Auch die kardialen Funktionen sind geschwächt: Das Herzminutenvolumen verringert sich als Folge eines niedrigeren Schlagvolumens und einer niedrigeren Herzfrequenz, verursacht durch Veränderung im vegetativen Nervensystem. Die altersmäßig bedingte Zunahme der Blutdruckwerte gefährdet aber nicht nur das Herz. Häufig führen die Altersschädigungen des Blutkreislaufs auch zur Gehirn-Apoplexie, zum sogenannten Hirninfarkt, der sowohl zu ischämischneurologischen als auch psychischen Ausfallserscheinungen führt.

Die Auflistung der Risikofaktoren wäre nicht vollständig, wollte man nicht auch noch die Genetik einbeziehen und schließlich, vielleicht mehr als Kuriosum, die Hautfarbe der Menschen. In einem Interview mit der Redaktion der Documenta Ciba-Geigy (1987) wollte sich Fritz Bühler nicht eindeutig auf eine genetische Bedingtheit der Hypertonie festlegen. Während Tierversuche offenbar nichtssagend blieben, legen Untersuchungen an Zwillingen den Schluß nahe, »daß es sich bei der essentiellen Hypertonie um eine genetisch bedingte Erkrankung handeln könnte«. Sicher dagegen ist nach Bühler die Feststellung, daß das sympathische Nervensystem, das bei der Blutdruckregulierung eine sehr wichtige Rolle spielt, psychosozialen Einflüssen unterliegt.

Psychosoziale Einflüsse

Für viele Psychosomatiker, unter anderem für Hans Glatzel, ist der Herzinfarkt ein psychosoziales Krankheitsgeschehen. Zunächst verweist auch er auf die Persönlichkeitsstruktur der Patienten, wozu dann von der kurzfristigen Angina pectoris bis zum tödlich verlaufenden Herzinfarkt bestimmt geartete Erlebnisse und Konflikte hinzukommen. Die Diagnose der Angina pectoris beispielsweise sei schon vor hundert Jahren bekannt gewesen. 1875 wurde diesem Leiden der Charakter einer Neurose zugebilligt, und 1930 beschrieb Krehl psychische Erregungen und seelische Konflikte als höchst bedeutungsvoll für die Entstehung dieser Krankheit. Da der Zustand in der Regel nur Minuten daure, müsse ihm ein flüchtiges Geschehen zugrunde liegen – eine Auffassung, die heute sicher nicht mehr aufrechterhalten wird. Immerhin habe in keinem Fall von Angina pectoris das Merkmal »Sorge« gefehlt.

Ein beachtenswerter Hinweis ist die Bedeutung des Verlusts eines Ehepartners, der häufig eine folgenschwere Änderung der sozialen Situation mit sich bringt. Untersuchungen ergaben, daß sehr viele Männer innerhalb der ersten sechs Monate nach dem Tod der Ehefrau an Herzinfarkt (broken heart) sterben.

In Ländern westlicher Kultur soll eine niedere soziale Schicht und ein niederes Bildungsniveau mit höherem Vorkommen von Herzinfarktkrankheit behaftet sein als die sozial oberen Schichten. Glatzel sieht darin den Ausdruck einer verlust- und verzichtreichen sozialen Situation: »untergeordnete berufliche Tätigkeit, Arbeitslosigkeit, hohe Steuerlast, Lärm, schlechte Arbeitsbedingungen, bedrängende Menschenansammlungen«. Interessant ist auch die populäre Zuweisung von Schuld im Hinblick auf den Herzinfarkt. Die Amerikaner schieben zumeist die Schuld auf ihre Familie, wenn sie sich belastet fühlen, die Schweden geben die Schuld der Arbeit. Ins

Gewicht falle vor allem, ob jemand die Möglichkeit habe, die Arbeit nach eigenem Ermessen zu gestalten, ob sie ihm gewisse Freiheiten lasse oder nicht, was natürlich wieder mit dem Begriff des Stresses zusammenhängt.

Es ist jedoch zu sagen, daß es keine spezifische berufliche Situation gibt, die zu Herzinfarkt disponiert. Auslösend aber sind schon überlastete Arbeitssituation, extrem drängende Termine und Störungen durch Außeneinflüsse. Intensiv krankheitsfördernd ist die Kombination von subjektiv empfundener beruflicher Belastung und Unbefriedigtsein im Beruf. Auch Widersprüchlichkeit der Arbeitsanforderungen, die Beanspruchung der Konzentrationsfähigkeit, häufige Ablenkungen und Unterbrechungen spielen eine Rolle. Glatzel ist der Auffassung, die Ursache der steigenden Anzahl von Herzinfarkten (auch mit tödlichem Ausgang) liege nicht in der Ernährung und nicht in den Zigaretten. Die Ursache sei der »Sozialstaat, dem die Menschen hilflos ausgeliefert sind, im Westen grundsätzlich nicht anders als im Osten«. Unaufhörlich wechselnde Armeen von Politikern und Bürokraten nähmen den Menschen einen immer größeren Teil dessen weg, was sie mit ihrer Hände und ihres Geistes Arbeit erworben hätten, und verteilten ihn nach eigenem Ermessen. »Im Sozialstaat bestimmen Politiker und Bürokraten, was für den Menschen gut ist, was er braucht, was er nicht braucht, was er zu tun und was er zu lassen hat.«

Eine ähnliche, wenn auch in wesentlichen Punkten abweichende These stellt Knut Sroka[28] auf. Auch er ist der Ansicht, die menschliche Herzkrankheit sei »ganz offensichtlich« mit dem Industrialisierungsprozeß verknüpft. »Mit Schmerz und Krankheit reagiert das menschliche Herz geradezu seismographisch auf die zunehmende Verstädterung und Industrialisierung.« Dazu kommen die hohe Mobilität des modernen Menschen, die zunehmende Bindungsunfähigkeit und hohe Scheidungsrate in der westlichen Welt, Heimatverlust, Entwurzelungsprozesse und zunehmende Isolation. Sicher sei, daß »die Geborgenheit des gemeinschaftlichen Zusammenlebens« vor dem Infarkt schütze. Gleichzeitig widerspricht auch Sroka der allgemein üblichen Vorstellung, beim Herzinfarkt handle es sich um eine »Manager«-Krankheit*. Er treffe die Unterschichten sogar in erheblich stärkerem Maße als die Träger besonders hoher sozialer Verantwortung, wobei festgestellt werden konnte, daß die Risikofaktoren gleichmäßig verteilt sind. Diese Feststellung widerspricht in einigen Punkten den Untersuchungsergebnissen von Manfred Pflanz, die er 1962 in seinem Buch »Sozialer Wandel und Krankheit«[45] veröffentlichte. Zwar äußert er sich außerordentlich vorsichtig, da es nur sehr wenige übereinstimmende und schlüssige Befunde aufgrund empirischer Untersuchungen gibt. Immerhin sollen die Berufsgruppen der Angestellten und Beamten eher einen erhöhten Blutdruckwert aufweisen als etwa Angehörige der untersten Schicht und Frauen, die unqualifizierte Arbeit ausführen. Beim Koronarinfarkt finden sich die gleichen Korrelationen. Andererseits sollen soziokulturelle Faktoren eine Korrelation zu bestimmten Organsystemen aufweisen; sie sollen dafür bestimmend sein, in welches Organ oder Organsystem die Sensationen bei allgemeinem Mißempfinden projiziert werden. Zu bedenken sei, daß bei bestehenden organischen Herzschäden durch die mangelnde Möglichkeit zur Schonung bei ärmeren Bevölkerungskreisen leichter eine Dekompensation auftreten könne als in sozial höheren Schichten, wo die ärztliche Versorgung eher sichergestellt ist.

Daß die Hypertonie eine »Zivilisationskrankheit« sei, wird oft behauptet, ist aber nicht völlig erwiesen. Zunehmend wird über »Ausnahmen« berichtet, das heißt über das Vorkommen des Bluthochdrucks auch bei weniger »zivilisierten« Völkern. Die Feststellung, daß die schwarze Hautfarbe eher zu Hochdruck prädestiniert, wird von einigen Forschern bejaht, von anderen in Zweifel gezogen. Zumindest gibt es Unterschiede hinsichtlich der Deutung dieses Sachverhaltes. Ob allerdings die Hautfarbe an der größeren Hypertoniehäufigkeit amerikanischer Neger gegenüber weißen US-Bürgern schuld ist oder psychosoziale Faktoren, ist nicht entschieden. Interessante Hinweise diesbezüglich finden sich bei Medard Boss[1], der darin

* Alfred J. Ziegler[39] meinte 1971 dazu, wenn auch vieles dafür spreche, daß besonders eine gewisse männliche Elite erkranke, so sei der Morbus doch auch schon weitgehend »demokratisch« geworden.

einen Beweis gegen die Vererbungsthese erblickte, da »die Vorfahren dieser Neger... in Afrika« die Blutdruckkrankheit »überhaupt nicht kannten«. Diese Argumentation ist heute sicher überholt. Die Tabellen von Pflanz weisen nach, daß in verschiedenen Ländern Schwarzafrikas erhöhte Blutdruckwerte gefunden wurden. Er hat festgestellt, daß die Hypertonie in Afrika und Westindien gebietsweise nicht seltener ist als bei uns. Höhere Blutdruckwerte als bei amerikanischen schwarzen und weißen Jugendlichen wurden bei Nigerianern gemessen (Documenta Geigy), so daß man zu der »kühnen« Annahme kam, neben der Hautfarbe könnten vielleicht auch andere Faktoren, hier nicht genannt, eine Rolle spielen. Jedenfalls ist die Behauptung, daß die Hypertonie in den sogenannten Entwicklungsländern oder bei Völkern mit einer gründlich andersartigen Lebensauffassung nicht vorkomme, nicht genügend bewiesen. Die niedrigen Blutdruckwerte bei einigen afrikanischen und indianischen Stämmen werden nicht allein auf das Fehlen zivilisatorischer Einflüsse zurückgeführt, sondern häufig als Folge ungenügender Ernährung, chronischer Infektionskrankheiten und klimatischer Bedingungen gedeutet. Alle Autoren, die sich mit diesen Forschungsprojekten befassen, bekämpfen aber auch weitgehend die *Vererbungstheorie* des Koronarinfarktes und der Hypertonie. Boss fragt zu Recht, was denn eigentlich »vererbt« werden solle, da heute auch die Internisten »in ihrer Mehrzahl« die Auffassung vertreten, nicht die Minderwertigkeit der Arteriolenwandungen, sondern die Funktionsstörungen in Gestalt von Gefäßspasmen und Blutdrucksteigerungen seien primär für das Geschehen verantwortlich. Diese nämlich führten bei längerem Bestehen als Folge der Überbelastung die strukturellen Veränderungen herbei, zunächst »die Hypertrophie der Muscularis«, und würden später »die Hyalinisierung und Sklerosierung der Intima der Gefäßwandungen zeitigen«. Boss verweist in diesem Zusammenhang auf eine Arbeit von K. Fahrenkamp »Die psycho-physischen Wechselwirkungen bei Hypertonie-Erkrankungen«, die bereits 1926 erschienen ist[46]. Darin konnte dieser seine Schlußfolgerung, die sich auf über 600 Blutdruckkurven und zum Teil über sechs Jahre dauernde Untersuchungen stützte, dahingehend ziehen, daß eine primäre Arteriosklerose bei der essentiellen Hypertonie zum mindesten unwahrscheinlich sei. L. Alkan[47] bestätigte diese Resultate 1930 und meinte, der primäre Faktor sei der Prozeß, der zu funktionellen Störungen der Arteriolen führt, zu ihrer mehr oder weniger dauernden tonischen Kontraktion. »Diese ganze Organneurose, die wir klinisch essentielle Hypertonie nennen, hat keine anatomisch demonstrierbare Ätiologie. Vielmehr führt erst sie zu anatomischen Veränderungen, zuerst zur Sklerose der Kleinarterie.«

Ist die essentielle Hypertonie somit eine Organneurose? Jedenfalls erhält die Hypothese der Vererbung einen weiteren Schlag. Was soll denn nun genetisch vorgegeben sein? Die neurotische Grundstörung, nachdem dies für die Morphologie nicht mehr gelten soll? Vererbt müßte jetzt »nicht so sehr eine Gefäßminderwertigkeit werden als vielmehr eben diese funktionelle Krampfbereitschaft«. Diese gehört aber in den Bereich der Grundstimmung des Menschen. Wenn in Familien gehäuft Bluthochdruck diagnostiziert wird, so deutet dies keineswegs auf eine Vererbung hin. Es könnte sich durchaus auch um eine »Symptomtradition« handeln in dem Sinne etwa, daß Kinder von Hypertonikern »unerkannterweise den nämlichen überspannten Erziehungseinflüssen der Eltern« ausgesetzt sind, die diese selbst erlebt haben und immer noch repräsentieren.

Die Frage nach soziokulturellen und psychosozialen Einflüssen hat uns der Frage nicht wesentlich nähergebracht, worauf sich die Zunahme der Herzkrankheiten und deren offensichtliche Therapieresistenz zurückführen lassen. Die Antwort Glatzels dürfte wohl zu einseitig sein und in der von ihm vertretenen Unumstößlichkeit nicht zutreffen. Berücksichtigen wir die oftmals geäußerte Vermutung, daß eine solche Zunahme objektiv gar nicht nachweisbar, sondern lediglich das »Produkt« verbesserter Diagnostik ist, so steht wohl fest, daß im Laufe der Zeiten gewisse Veränderungen in der Krankheitsart und -häufigkeit nachweisbar sind. Stellt man dies zwingend für verschiedene Neuroseformen fest, warum sollte es nicht auch für somatische oder zumindest für psychosomatische Krankheiten der Fall sein? Sroka[28] meint schlicht, unsere Gesellschaft sei »offenbar zu Tode krank«. Seit den fünfziger

Jahren dieses Jahrhunderts sei der Herztod in allen Industrienationen der Erde zu einer unaufhaltsamen Epidemie geworden. Der Herzinfarkt sei Selbstmord, die Infarktepidemie Massenselbstmord. Die historische Entwicklung des Abendlandes weise vor allem drei Fixpunkte auf, von denen ausgegangen werden müsse. Am Beginn »unserer so glanzvollen neuzeitlichen Zivilisation« im 17. Jahrhundert soll die Struktur des herzkranken Menschen bereits angedeutet sein. Mit dem Zeitalter des Absolutismus setzte ein gesellschaftlicher Abgrenzungsprozeß ein. Der Merkantilismus als herrschende Wirtschaftsreform forderte den fleißigen und fügsamen Untertanen, den pünktlichen Steuerzahler und frommen Soldaten. Die Erziehung der Kinder und Jugendlichen hatte sich diesem Diktum zu unterwerfen. Dies allerdings genügt Sroka nicht. Er sucht nach einem »basalen Trauma« der europäischen Geschichte und findet dieses denn auch prompt: »Es ist das Christentum mit seiner Triebunterdrückung, mit seiner Unterdrükkung menschlicher Lebenslust, das den geschichtlichen Sonderweg der europäischen Länder mit seiner einzigartigen Verankerung gesellschaftlicher Gewalt in den Herzen der Menschen erst möglich macht.« Also doch nicht das 17. Jahrhundert? Für Sroka kein Problem, denn die von der Kirche verbotene Fleischeslust (»... wenn die Frau um ihre eigene Lust betrogen wird, wird sie auch die Lust des Säuglings unterdrükken«) scheine »der giftige Stachel zu sein, der die Menschen in ihrer Lebenskraft schwächte und in ihrer Widerstandskraft gegenüber den sich herausbildenden gesellschaftlichen Zentralmächten weitgehend lähmte«. Erst auf diesem Boden »konnte die gesellschaftliche Macht in diesem Ausmaß in Form von Zwang und Gewalt in den Menschen verankert werden«. Aber diese Menschen wurden noch nicht herzkrank, weil sie, obwohl domestiziert, noch in einer Gemeinschaft lebten, wo sie wärmende Geborgenheit erfahren konnten. Anders dann im 19. Jahrhundert mit der zunehmenden Industrialisierung. Hier war »kein Platz für große Gefühle«. Die Entwurzelung schlug tiefe Wunden, die schützende Geborgenheit ging verloren. »Ein Klima, aus dem die Liebe entweicht, ist der Industriegesellschaft durchaus zuträglich«, die Erziehung wird zur »Abrichtung«, der Liebesverlust führt zur Panzerung und zur Herzkrankheit. Von da an ist der Weg vorgezeichnet: Explosion menschlicher Aggressivität, Kreislauf von Marktbeziehungen, seuchenartiger Anstieg von Herz-Kreislauf-Krankheiten. Der einzelne wird in diesem Prozeß immer abhängiger, ohnmächtiger und schließlich erfolgloser. »Das wiederholte Erlebnis von Ohnmacht« erschüttert des Menschen stabile Abwehr und trifft ihn im Innersten. Als Reaktion darauf mobilisiert der Herzkranke eine Gewalt, die sich gegen ihn selbst richtet. »Überforderung, Depression und Herzschmerzen sind die Folge.« Seit Mitte der fünfziger Jahre unseres Jahrhunderts (dem dritten Fixpunkt Srokas) hat sich die Situation verschärft. Zunehmend – wohl mit der Emanzipation zusammenhängend – erliegen auch Frauen in ihren besten Jahren dem Herztod*. Für die Feststellung, daß in den USA der tödlich verlaufende Herzinfarkt zahlenmäßig rückläufig ist, hat Sroka »nur« Spekulationen zur Hand. Was er aber übersieht, ist, daß auch seine Theorie von dem basalen christlichen Trauma hinsichtlich einer soziokulturellen Genese der Herzkrankheiten reine Spekulation ist. Es dürfte auch schwierig sein, die heutige Industriegesellschaft in einen Zusammenhang mit so spezifischen christlichen Wertvorstellungen zu bringen, wie sie Sroka aufgeführt hat. Nur nebenbei sei festgehalten, daß unabhängig von einer spekulativen Beziehung zwischen christlicher Sexualmoral und koronarer Herzerkrankung bereits die Festlegung einer spezifisch christlichen Lustfeindlichkeit recht einseitig ist und in dieser Form kaum zutrifft.

* Ziegler nannte den Herzinfarkt noch eine »männliche Geschlechtskrankheit«.

Metaphysik des Herzens

Betrachten wir die vielfältigen Deutungen und Erhebungen in Zusammenhang mit koronargeschädigten Herzkranken, so stellen sich doch gewisse Gemeinsamkeiten heraus, die möglicherweise Antworten auf die Frage nach Bedeutung und Zunahme des Herzinfarktes geben könnten. Allerdings muß zunächst die Fragestellung dem angepaßt werden, was wir bereits als konstitutiv für jedes menschliche Kranksein anführten. In welcher Weise ist welcher Weltbezug des Kranken gestört? Wenn wir dieser Doppelfrage nachgehen, dann ergibt sich zwingend, daß Herzkranke in besonderer Weise in ihren mitmenschlichen Beziehungen leiblich unfrei sind.

Das Herz ist zwar, von seiner »Organhaftigkeit« aus gesehen, nicht einfach der »Sitz« der mitmenschlichen Begegnung und der Liebe, sofern Sitz im allgemein sprachlichen Sinne als Ortsbezeichnung dienen soll. Wenn wir vom Herzen als von einem Organ sprechen, dann handelt es sich lediglich um ein Pumpwerk, das den Kreislauf gewährleisten soll. Wer weiß schon, daß das Herz pro Tag 7200 Liter oder den Inhalt eines Öltanks für ein kleineres Einfamilienhaus umsetzt und diese Leistung Tag für Tag bis an sein Lebensende erbringt, ohne Austausch von abgenutzten Teilen oder Schmierung beweglicher Teile? Daß ein menschliches Organ, in seinem Aufbau einem einfachen Zweitaktmotor entsprechend und nach dem Prinzip von Ansaugen und Ausstoßen arbeitend, eine derart hohe Pumpenleistung erbringen kann, ist doch erstaunlich, um so mehr, wenn man bedenkt, daß diese Pumpe schon im Embryo im Mutterleib die volle Funktion einer Kreislaufpumpe übernehmen muß und sich bis zum Ende der Pubertät unter fortwährender Arbeit laufend vergrößert und damit leistungsfähiger wird. Man nehme zum Vergleich einen Personenwagen, der die Fähigkeit hätte, sich ein Leben lang ohne Reparatur den veränderten Bedürfnissen bezüglich Größe und Leistung einer wachsenden und dann wieder abnehmenden Familie anzupassen[48]. Während wir viele Organe täglich in dieser oder jener Weise zur Kenntnis nehmen, entweder aus deren Tätigkeit heraus (beispielsweise die Hand beim Schreiben, die Augen beim Lesen, die Beine beim Treppensteigen) oder weil sie uns kurzfristig stören (Magenbrennen, Migräne, Durchfall), kommt uns unser Blutkreislauf kaum je zu Bewußtsein (es sei denn, wenn wir schamrot werden oder frieren). Dabei ist er ein feinst ausgeklügeltes System. Das Herz, 300 bis 500 Gramm schwer, »schlägt« 60 bis 80 mal in der Minute, rund 4000 mal in der Stunde, bis zu oder über 3 Milliarden mal in einem Menschenleben von 70 Jahren. Das ganze Gefäßsystem, die Arterien und Venen ergäben aneinandergereiht eine Länge von 90000 Kilometern; die Kapillaren, auf einer Fläche ausgebreitet, würden die Größe eines Fußballplatzes beanspruchen, wiewohl diese kleinsten Blutgefäße einen Durchmesser von nur 0,008 Millimeter, also zehnmal weniger als ein Haar, besitzen. Die enge Verbindung des gesamten Blutkreislaufs mit dem limbischen System des Gehirns, mit dem vegetativen Nervensystem und den Hormonen, die »empirische« Beobachtung, daß wir vor Schreck erblassen, rote Ohren bekommen, daß unser Kreislauf eben auf Gefühlsäußerungen »reagiert«, beweist das »Eigenleben« der Blutgefäße in ihrer »Verbundenheit mit dem menschlichen Seelenleben« (Walter F. His). »Im menschlichen Leib als untrennbarem Teil der Gesamtpersönlichkeit laufen nun einmal Prozesse ab, die nicht einfach ›mechanisch‹ zu erklären sind, wie etwa ein Klempner das unregelmäßige Funktionieren einer verengten oder verstopften Wasserleitung deklarieren würde.«[49] Der Kreislauf also doch nicht einfach ein gut funktionierendes Organsystem, das Herz doch nicht einfach ein »Organ«?

Was aber ist denn ein »Organ«, wenn wir es nicht von der »technischen« Seite her, sondern im Lichte des menschlichen Daseins betrachten? Die geläufige Bestimmung des biologischen Lebens lautet dahingehend, daß alles Lebende Organismus ist. Der Organismus ist das Gesamt der Organe, die ihren Sinn wiederum ausschließlich aus ihrer Funktion erhalten. Ursprünglich ist also die *Fähigkeit*, aufgrund derer sich die entsprechenden »Organe« erst bilden können. Dies mutet merkwürdig an. Ist uns denn nicht geläufig, daß wir sehen, weil wir Augen, daß wir hören, weil wir Ohren haben, daß wir denken, weil uns das Gehirn zur Verfügung steht, und daß wir überhaupt nur leben können, weil wir ein Herz als Motor unseres Blutkreislaufs besitzen? Gewiß, sofern wir uns nur mit dem chemo-physikalischen »Sehen«, »Hören«, »Denken« und »Leben« begnügen. Nun ist aber des Menschen Dasein mehr als die Summe chemo-physikalischer Prozesse; Sehen, Hören und Denken mehr als eine Funktion der Gehirnzellen. Nicht von ungefähr sagte Martin Heidegger, aus philosophischer Sicht müsse man alle diese Aussagen umkehren. Der Mensch sieht nicht, weil er Augen hat, sondern er hat Augen, weil er sehenden Wesens ist; so hat er möglicherweise auch ein Herz, weil für ihn das Herzhafte wesentlich ist. Dies sind, wie gesagt, philosophische Aussagen, die letztlich auf Aristoteles zurückgehen, und es steht jedermann frei, sie als solche anzunehmen, zu verstehen oder abzulehnen. Für die Psychosomatik hat sich dieses Denken zumindest als fruchtbar erwiesen[50]. Es scheint die einzige Möglichkeit zu sein, Naturwissenschaft und Phänomenologie unter einem gemeinsamen Aspekt zu sehen.

Diese Ansicht ist weder neu, noch ist sie rein philosophischer Natur. Bereits in der Frühzeit der Psychoanalyse wurde sie unter anderem von Sandor Ferenczi vertreten; neuerdings wies Dieter Wyss[51] auf das gleiche Phänomen: Unter Verweis auf den von Bergmannschen Funktionsbegriff, der gerade für das Verständnis psychosomatischer Erkrankungen von Bedeutung ist, meint er, die Funktion vernetze nicht nur die verschiedensten Organsysteme untereinander, sondern sei der morphologischen Struktur über- und vorgeordnet. »Die Funktion geht der Entwicklung der Organe in der Embryogenese voraus.«

Nun müßten wir fragen, was denn »Funktion« eigentlich bedeutet, ob es sich dabei lediglich um eine biologische »Tätigkeit« handelt oder um die von Heidegger beschriebene »Fähigkeit«. Worin liegt der Unterschied, und was bedeutet dies für das Herz? Vielfach wird davon ausgegangen, Organe seien Werkzeugen vergleichbar, die für Herstellung und Bedienung von Gegenständen verwendbar und auch austauschbar wären.

Heidegger führte in seinen Vorlesungen, die später unter dem Titel »Die Grundbegriffe der Metaphysik«[52] erschienen, einen Vergleich zwischen Werkzeug und Organ an. Ein Federhalter beispielsweise dient zum Schreiben. Er wurde verfertigt, bildet als solcher aber keine unmittelbare Einheit mit dem Schreibenden. Sein Zeugcharakter verweist auf den Gebrauch. »Der Federhalter ist als Zeug fertig für das Schreiben, aber er hat keine Fähigkeit zum Schreiben.« Beim Zeug sprechen wir also von der *Fertigkeit*, beim Organ hingegen von der *Fähigkeit*. Ein Werkzeug (oder Instrument) wird hergestellt. Es kann gebraucht oder beiseite gelegt, aufbewahrt oder auch wieder vernichtet werden. Anders verhält es sich mit dem, was wir ein leibliches Organ nennen. »Dieses Leibliche«, sagt Heidegger[26] an anderer Stelle, »bildet sich so, daß es zum Umgang mit dem leblosen und lebendigen ›Materiellen‹ des Begegnenden zu gebrauchen ist. Im Gegensatz zu einem Werkzeug werden aber die leiblichen Sphären des Existierens nicht aus dem Menschsein entlassen. Sie können nicht in einem Werkzeugkasten für sich versorgt werden. Vielmehr bleiben sie vom Mensch-Sein durchwaltet, in ihm gehalten, ihm zugehörig, solange ein Mensch lebt.« Vom Organ könnten wir somit nur dann in der Weise des Werkzeugs sprechen, wenn wir es völlig isoliert betrachten. Dann hat aber auch das Organ keine Fähigkeit. »Ein Auge für sich ist eben kein Auge«, sagt Heidegger. So ist das Auge denn auch nie ein Werkzeug, das noch eingebaut wird. Das Auge gehört als Organ zum Organismus, es besitzt seine Sehfähigkeit als zugehörig zu einem Organismus, entwächst also diesem. Nicht das Organ hat die Fähigkeit des Sehens, sondern der Organismus; dieser macht das Gesamt der Fähigkeit aus, so daß wir sagen können, nicht das Organ hat Fähigkeiten, sondern die Fähigkeit hat Organe. »Das Fähigsein verschafft sich Organe.«

Welche Fähigkeit verschafft sich nun das Herz als Organ, *welchem Organismus* ist das Herz zugehörig und *wie* ist es diesem zugehörig? Um dies zu klären, müssen wir uns zuallererst dem Sinn- und Bedeutungsgehalt zuwenden, der mit den Begriffen »Herz« und »Kreislauf« verbunden ist. Beide sind untrennbar miteinander verbunden, beide erhalten ihre Sinnhaftigkeit und physiologische Bedeutung aus dem für das menschliche Leben offenbar so wichtigen Phänomen der Blutversorgung, der Periodizität, der Bewegung, des Rhythmus. Das Herz ist durch die Gefäße, von der Aorta bis zu den Kapillaren, mit dem ganzen Körper verbunden. Es durchwaltet den ganzen menschlichen Organismus und versorgt diesen mit allen für das Leben notwendigen Nährstoffen. Es ist somit ein zentrales Organ, denn auch das Gehirn könnte nicht seine Aufgabe erfüllen, würde es nicht mit Blut versorgt. In diesem Sinne ist das Herz lebenspendend.

Vom Organismus sagt Heidegger, er sei selbsterzeugend, selbstleitend und selbsterneuernd, damit auch selbsterhaltend – dies alles im Gegensatz zum Werkzeughaften, das fremderzeugt, fremdgeleitet und fremderneuert ist. Das Herz arbeitet autonom. Autonomie bedeutet Eigenständigkeit. Fassen wir dies in einen größeren Zusammenhang, dann steht das Herz eben auch im Dienste dieses Eigenständigseins. Könnte es sein, daß es Herzkranken an Eigenständigkeit fehlt? Und was ist mit transplantierten und Kunstherzen? Sind diese nicht Werkzeuge, also nicht eigentliche Organe? Gewiß sind sie es, wenn sie isoliert betrachtet werden. Im Ganzen des Organismus, des Herzblutkreislaufs, des Lebens aber erhalten sie die Fähigkeit eines Organs. Im »Ganzen des Organismus« bedeutet aber die Art und Weise, wie das instrumentale Herz akzeptiert und integriert wird. Von da aus gesehen müßte man vielleicht die immunologischen Schwierigkeiten neu bedenken*. Der Ersatz eines defekten Maschinenteils ist eben etwas gänzlich anderes als der Ersatz eines Organs.

Dasselbe gilt von der Bewegung. Herz, Adern und Blut sind in Bewegung, meist im Sinne der Anspannung und Entspannung, des Ansaugens und Loslassens, des Durchblutens. Die Bewegung geht scheinbar »unbewußt« vor sich; es bedarf keines Willensaktes von seiten des Menschen. Sie verläuft rhythmisch, wie eben so vieles in unserem Leben rhythmisch ist:

* Die ethischen und sozialen Fragen in bezug auf das Kunstherz können hier nicht erörtert werden, da sich diese operative Möglichkeit erst im Versuchsstadium befindet, obwohl schon oft angewandt.

Werden und Vergehen, der Kreislauf der Gestirne, die Tages- und Jahreszeiten. Ludwig Klages[53] bezeichnet den Rhythmus als eine allgemeine Lebenserscheinung, an der alles Lebende, also auch der Mensch, teilnimmt. Des weiteren muß bedacht werden, daß Bewegung und Rhythmus einen gewissen Druck benötigen, was dem Herzen eine Leistung abverlangt. Daß auch hinsichtlich des Herzrhythmus dann Probleme auftreten können, wenn es nicht mehr autonom arbeiten kann, demzufolge ein Schrittmacher eingebaut werden muß, sei hier nur gestreift. Hier könnte unter Umständen die Differenzierung von Klages bezüglich Rhythmus und Takt weiterhelfen. Der Takt (von tangere = berühren, stoßen) wird vom Menschen erzeugt; er gehört in die Welt der Dinge, des Maschinenhaften, ist seelenlos, metronomisch. Der Takt kann aber den Rhythmus nicht ersetzen. Dieser nämlich ist er-lebend, zeitigend und damit welterschließend. Er ist die Faszination des Wiederkehrenden – wie sagt doch Goethe: »So tauml' ich von Begierde zu Genuß, und im Genuß verschmacht ich nach Begierde« (Faust I), oder Schillers Oktavio: »Das eben ist der Fluch der bösen Tat, daß sie fortzeugend immer Böses muß gebären« (Piccolomini). Schließlich denkt man an das panta rhei (alles fließt) von Heraklit, denn die etymologische Ableitung des Rhythmus führt zum griechischen Verb rhéin, fließen, strömen. Es entstand vermutlich ursprünglich aus der Beobachtung des stetigen und gleichförmigen Auf und Ab der Meereswellen (wenn wir dem Großen Duden trauen können) oder, falls die »Wellenschlagtheorie« nicht zutrifft, aus der gemeinschaftsgebundenen Feier des »chronischen Tanzes« (falls man dem »Lexikon der Psychiatrie«[54] glauben will). Im Grunde ist es unwichtig, ob diese oder jene Beobachtung am Anfang der Wortbildung steht, da in beiden, im Spiel der Meereswellen wie im Tanz, der Rhythmus anwest und sich als das, was er ist, zeigt.

»Versteh' den Rhythmus,
der die Menschen hebt und senkt.«

Archilochos

Rhythmus und Kreislauf – beide gehören zusammen, beide bedeuten Weltordnung. Wir kennen den Biorhythmus und die Eurhythmie, es ist die zeitliche Gliederung der Lebensvorgänge, das Kommen und Gehen, das Werden und Vergehen, der ewige Kreislauf von Geburt und Tod, der Wechsel der Gestimmtheiten. Und genau hier treffen wir das Herz im Herzen: Ohne diese Rhythmik gäbe es keine Gefühle, gehört doch zu deren Wesen, daß sie nicht unabänderlich vorgegeben sind, sondern immerwährender Schwankung unterliegen. Liebe und Haß, Zuneigung und Abneigung oder, psychologischer ausgedrückt: Sympathie und Antipathie, beidemal das Pathos, auch Leiden enthaltend, Freude, Wut, Zorn und Ärger gehören zum Herzrhythmus – schlicht zum Leben.

Ist somit die Fähigkeit, Leben zu gewährleisten, für das Herz augenscheinlich, so stellt sich die Frage, wie es denn um die Fähigkeit zu lieben und zu hassen bestellt ist. Herzerkrankungen, besonders wenn sie akut auftreten, erzeugen Todesangst. Das Herz ist in seinen Möglichkeiten unberechenbar. Die Angst ist immer Angst um die eigene Existenz. Der Herzinfarkt ist, abgesehen von den erwähnten Risikofaktoren, nicht programmierbar. Der Sekunden-Herztod kann ohne Vorboten eintreten. Die Erfahrung zeigt, daß Gemütsbewegungen sich seismographisch an der Herztätigkeit zeigen, daß somit das Herz, vergleichbar einem Geigerzähler, das Gefühlsleben registriert und darauf anspricht. Insofern erweist sich auch, daß der Organismus, auf den das Herz bezogen ist, die menschliche Existenz, nicht ichbezogen gedacht werden darf. Eine Auffassung vom Wesen des Menschen, die auf einen Dualismus zwischen Geist und Leib, zwischen Ich und Du, zwischen Subjekt und Objekt verzichtet, wird das Dasein immer und ausschließlich als Mit-Dasein, als Mit-Sein und Miteinander-Sein verstehen. In dieses Miteinander-Sein von Mensch zu Mensch und von Mensch und den Dingen dieser Welt gehört nun das Herz in einer besonderen Weise. Es ist dann nicht nur biologisch Leben spendend, sondern auch existentiell, das heißt in die mitmenschliche Begegnung einbezogen.

Martin Heidegger[52] hat aufgezeigt, in welcher Weise der Mensch nicht nur seiner Welt begegnet, sondern diese auch bildet. Während die anorganische Natur als welt*los* gilt, so spricht er dem Tier Welt*armut* zu, dem menschlichen Dasein jedoch Welt*bildung*. Die Weltarmut des Tieres, dies sei vorweggenommen, ist weder minderwertig noch »niedrig«. Auch die Tierwelt hat einen Reichtum des Offenseins. Aber des Menschen Welt ist von anderer Art. Der Mensch weiß um sein Sein. Dieses Seinsverständnis ist für das Dasein konstitutiv. Es macht das Wesen der menschlichen Existenz aus. Dieses Wissen ist aber nicht in dem Sinne gemeint, daß wir uns ständig, stündlich, täglich mit der Frage auseinandersetzen müssen, warum wir »sind«, warum überhaupt etwas etwas ist und nicht nichts. Es ist auch kein intellektuelles Wissen, vielmehr eine Selbstbesinnung, der wir uns stellen können oder auch nicht. Auch wenn wir uns nicht thematisch bei der Frage des Seins aufhalten, ist sie doch allgegenwärtig. Dank solcher Wesensverfassung des Daseins kann sich ihm Geheimnisvolles entbergen, kann der Mensch bezogen sein auf das ihm Begegnende und Zusprechende. Dieses Bezogen-Sein ist aber auch Aufforderung, ihm zu entsprechen, das heißt zu antworten, »und zwar so, daß der Mensch das Begegnende in seine Hut nimmt, ihm nach Möglichkeit zu dessen Wesensentfaltung verhilft«.

Damit ist gesagt, in welcher Weise das Dasein seine Existenz im Herzen, hier auch im Kern gemeint, austrägt. Es geht darum, auch das Leibliche immer von der Grundverfassung menschlichen Existierens her zu sehen, also von dessen Weltoffenständigkeit. Eine jede Betrachtung des Herzens und seiner Krankheiten hat dies im Auge zu behalten.

Bluthochdruck

Die Hypertonie als psychosomatisches Problem

Seit Magendie hat die Medizin gelernt, den Blutdruck als mechanisches Phänomen zu verstehen, und bedeutende Kliniker wie Virchows Freund Traube haben die Rolle der mechanischen Faktoren für die Entstehung der sekundären Veränderungen an den Kreislauforganen hervorgehoben. Daß auch die Psyche in die feinen Regulationsmechanismen des Blutdrucks eingreift, dürfte dem praktischen Arzt trotzdem immer gegenwärtig geblieben sein. Wie im folgenden am Beispiel eines Hypertonikers erörtert wird, ist der arterielle Hochdruck ein psychosomatisches Symptom par excellence, und Psychotherapie ist daher oft die beste, weil am stärksten eingreifende Therapie.

Zwei Gründe veranlassen uns, das Wesen der psychosomatischen Betrachtungsweise am Problem der Hypertonie darzustellen. Erstens handelt es sich beim Hochdruck um ein Krankheitsbild oder Symptom, dessen psychischer Stellenwert nicht offensichtlich ist, sieht die Medizin in ihm doch mehrheitlich ein Geschehen, das sich zur Hauptsache im somatischen Bereich abspielt. Zum anderen jedoch handelt es sich bei den Hochdruckkranken um Menschen, deren Existenz sich in einer besonderen Gestimmtheit austrägt, so daß das Wesentliche einer psychosomatischen Krankheit, nämlich die leibseelische Einheit, bestens exemplifiziert werden kann.

Einleitend sei der Fall eines 26jährigen Chemikers dargestellt, den ich andernorts[55] bereits kurz geschildert habe. Der Patient litt an einer essentiellen Hypertonie; der Blutdruck hielt sich auf einer Höhe von 180/100 mm Hg ziemlich konstant. Er klagte über Kopfdruck, Schwindelgefühle, hochgradige Ermüdbarkeit und allgemeines Unwohlsein. Der Kranke war vom behandelnden Arzt zur Psychotherapie überwiesen worden, da einerseits keine organische Ursache für den Hochdruck gefunden wurde und andererseits dieser durch alle Therapieversuche nicht beeinflußbar war.

Es erwies sich bald, daß Ernst Indermauer eine Anamnese aufzuweisen hatte, die trotz einer Häufung scheinbar organischer Störungen auf eine emotionelle Unausgeglichenheit hindeutete. Nach der Geburt litt er an einer Gelbsucht, als Kleinkind erkrankte er an Keuchhusten, Masern und Scharlach, später häufig an Angina, zweimal an Varizellen. Zweijährig machte er eine Lungenentzündung durch, später eine Scharlachnephritis und verschiedentlich polyarthritische Schübe. Bis zur sechsten Schulklasse war er immer kränklich. Schließlich befiel ihn eine Bauchtuberkulose, die ihn zu Aufenthalten in Höhenkurorten zwang. Seit seiner Kindheit war der Patient auch in besonderem Maße unfallanfällig. Zweimal erlitt er eine Fraktur des Schlüsselbeins, später eine Fraktur des linken Wadenbeins, eine Meniskusverletzung und mehrfache Handverstauchungen. Infolge seiner Krankheiten und Unfälle war der Patient in der Schule stark behindert und mußte den Schulort häufig wechseln. Nur durch außerordentlichen Fleiß gelangen ihm schließlich die Schulabschlüsse.

Diese Krankheitsgeschichte liefert bereits aufschlußreiche Anhaltspunkte für das Verständnis der besonderen Gestimmtheit, die offenbar unseren Patienten sein ganzes Leben hindurch begleitete. Zunächst fällt die Anhäufung infektiöser Erkrankungen auf, von der harmlosen Kinderkrankheit bis zur Bauchtuberkulose. Hier kommt eine gewisse Überempfindlichkeit, eine mangelhafte Abwehrbereitschaft und eine verminderte Widerstandskraft zum Austrag, wie man sie häufig bei Kindern antrifft, die überfordert werden und/oder nicht in der Sicherheit elterlicher Nestwärme aufwachsen. Die hochgradige Anfälligkeit für Infektionen, interkurrente fieberhafte Erkrankungen, Tonsillitis (Mandelentzündung) und Pneumonie (Lungenentzündung) lassen jedoch nicht nur auf eine verminderte leibliche Widerstandsfähigkeit schließen, sie dürfen nicht lediglich als ein durch äußere Ereignisse bedingtes organisches Geschehen gedeutet werden. Es ist vielmehr bekannt, daß sie vor allem dann auftreten, wenn sich der Mensch emotionell in einer Situation befindet, die ihn bedrückt. Man könnte von Depressionsäquivalenten sprechen, wobei die traurige Verstimmtheit im Unterschied zur echten Depression nicht wissentlich ausgetragen wird, sondern im eher stummen Bereich des Leibes. Das gesamte Weltverhältnis dieser Kranken steht stimmungsmäßig unter Druck. Man braucht nur zu wissen, wie sehr sogar »harmlose« Erkältungskrankheiten den Menschen »erledigen«, zu Bettruhe und Untätigkeit zwingen, um den psychosomatischen Bedeutungsgehalt interkurrenter Krankheiten zu erahnen.

Daß unser Patient in einem solchen auf Druck und Spannung gestimmten Verhältnis zur Welt aufgewachsen sein muß, geht noch aus der anamnestischen Angabe seiner zahlreichen Unfälle hervor. Besonders jene Menschen neigen zu Unfällen und Verlusten, die sich in einer emotionellen Spannung befinden, diese nicht lösen können, so daß statt der Gefühle die Knochen und Stützgewebe brechen[1].

Zusammengefaßt dürfen wir also mit großer Wahrscheinlichkeit annehmen, daß unser Hypertoniekranker seine kindlichen und jugendlichen Lebensabschnitte in einem stimmungsmäßig gespannten und unfreien Weltverhältnis durchschritt, wobei seine Widerstandskraft allzuoft gebrochen wurde. Dieses jeweilige konflikthafte Versagen wurde nicht als solches und im entsprechenden »psychischen« Medium ausgetragen, sondern auf dem »neutralen« und anonymen Boden der körperlichen Erkrankung.

Die besondere Gestimmtheit des Unter-Druck-Stehens erschloß sich uns bereits aus dem Krankheitsangebot. Nicht von ungefähr spricht man von »Hochdruck«-Kranken. Dieser Hochdruck, der tatsächlich auf den Patienten lastet, kann allerdings nicht in mm Hg gemessen werden. Auf diesen Menschen liegt nicht nur ein Druck von außen, noch viel weniger eine rein arterielle Verkrampfung, sondern ein existentieller, stimmungsmäßiger Spasmus. Sie geben dem Druck, der auf ihnen lastet, nicht nach. Sie flüchten nicht in die Krankheit wie die Hypotonen (Personen mit niedrigem Blutdruck), die vegetativ Labilen. Ihre Abwehrhaltung entspricht der Überforderung. Sie haben sich zur Verteidigung eingerichtet, nicht zur Flucht.

Auf die charakteristische und spezifische Gestimmtheit der Hypertoniker wurde mehrfach hingewiesen. Franz Alexander[56] machte ein übergroßes Maß an Selbstbeherrschung und Unterdrückung der Aggression für die Häufigkeit der essentiellen Hypertonie bei der schwarzen Bevölkerung Amerikas verantwortlich. Georg Schwöbel[57] weist auf die inneren Spannungen hin, die mit tiefgreifenden Verkrampfungen im Organismus einhergehen, über deren eigentliche Bedeutung die Kranken selbst nicht Auskunft zu geben vermögen. Innere Unruhe, Spannung und Verhaltung, Unterdrückung von Aggression der sozialen Anpassung zuliebe, Selbstvorwürfe und Schuldgefühle gehören zum Krankheitsbild der Hypertonie. Balthasar Staehelin[58] bezeichnet die Hochdruckkranken als einseitig-leistungsstrebend, überexakt in der Arbeit, pedantisch, verhaltenaggressiv, gespannt in ihren Gefühlsbeziehungen, zwangsmäßig verschlossen, überhöflich, auf Anerkennung wartend. Wesentlich für die Hypertonie ist jedoch nicht nur diese Gestimmtheit, die man auch bei anderen Krankheitsbildern antrifft, sondern die Art und das Ausmaß, in dem diese Hochdruckspannung zugelassen oder abgewehrt wird. Findet diese Grundstimmung einen entsprechenden umweltbezogenen Austrag etwa in einer vitalen, tatkräftigen, draufgängerischen Lebenshaltung, so besteht die Gefahr der »leiblichen Hypertonie« in viel geringerem Maße als dort, wo die Hochdruckgestimmtheit von jedem Umweltbezug abgedrängt wird. Es sind dann eben jene Organe, die erkranken, die funktionsmäßig der körperlichen Regulation der Dauerspannung dienen. In besonderem Maße betrifft dies das System der glatten Muskulatur, was zu einem Dauerspasmus in den Arteriolen und zu jener für die Hypertonie typischen spasmischen Tendenz aller Organe mit glatter Muskulatur führt*.

Gilt die Stimmung des Bedrücktseins, der gehemmten Aktivität als maßgebliches Phänomen der Hochdruckkrankheit, so finden wir bei Medard Boss[1] eine noch differenziertere Aussage über den Bedeutungsgehalt dieser Krankheit. Hypertoniker zeichnen sich nämlich immer dadurch aus, daß jene Lebensmöglichkeiten am freien Austrag gehindert und unter Druck

* Aus den vorliegenden Angaben läßt sich leicht ablesen, daß die für den Hochdruck charakteristischen Verhaltens- und Persönlichkeitsmuster denjenigen entsprechen, die bei Infarktpatienten gefunden werden.

gesetzt werden, »die mit Herz und Blut in allernächstem Zusammenhang stehen«. Es sind die Beziehungsmöglichkeiten der Liebe, die Stimmung des Sich-freuen-Könnens, »des warmen, vitalen, spontanen, temperamentvollen Pulsierens im Kreise mitmenschlicher Gemeinschaften und sozialer Körperschaften«. Somit wäre der Hochdruck nicht lediglich eine Krankheit, die durch einen sozialen Streß, durch berufliche Überforderung oder äußere Beengung und erzwungene Inaktivität zustande kommt, sondern ein spezifisch *mitmenschliches* Phänomen. Die beruflich-ehrgeizige Lebenshaltung, die häufig für die Hypertonie verantwortlich gemacht wird, ist nicht deren Ursache, sondern bereits ein Symptom des Überdrucks. Jene Menschen, die sich einseitig und universell dem Leistungsprinzip verschrieben haben, entfernten sich bereits im gleichen Maße vom mitmenschlichen Lebensvollzug der Liebe.

Es gilt nun zu untersuchen, unter welchen Bedingungen sich im Leben eines Menschen ein derartig gestimmtes Weltverhältnis festlegen kann. Dazu genügt die üblicherweise vom Arzt aufgenommene Krankheitsanamnese nicht; vielmehr müssen die Angaben lebensgeschichtlich erweitert werden.

Ernst Indermauer entstammte einer moralisch rigiden, puritanischen Familie, deren Mitglieder im Gemeinwesen hohes soziales und politisches Ansehen genossen. Die häusliche Atmosphäre war dementsprechend kalt und unfreundlich. Weder zum Vater noch zur Mutter hatte der Patient ein warmes Verhältnis. Der Vater ging völlig in seinem Beruf auf, die Mutter machte chronisch einen unzufriedenen und mürrischen Eindruck, der eine Annäherung an sie von vornherein unmöglich machte. Sie soll den Patienten als Kind öfters völlig grundlos geschlagen haben.

Der Kranke wuchs als Einzelkind auf. Schon früh plagten ihn nachts schwere Angstträume, die ihn schreckhaft aus dem Schlaf rissen. Der einzige Mensch, der in seiner Umgebung für ihn Verständnis zeigte und den er heimlich bewunderte, war ein Onkel. Dieser galt seines weniger orthodoxen Lebenswandels wegen als das schwarze Schaf der Familie. Von ihm habe er eine gewisse Neigung zu Unordentlichkeit, aber auch zu starken Gemütsschwankungen übernommen. Auf jedes ihn treffende Ereignis reagierte der Patient mit einer schweren depressiven oder himmelhochjauchzenden Verstimmung.

Waren Kindheit und Jugendzeit schon durch die frostige familiäre Atmosphäre gekennzeichnet, so gelang es dem Kranken auch nicht, in der Ehe sein Glück zu finden. Er heiratete viel zu früh und zu einem Zeitpunkt, da er für die Ehe noch keineswegs reif war. In seinem eigenen Heim fühlte er sich als Gefangener. Die Heirat war für ihn nicht die befreiende Erlösung vom Elternhaus, sondern lediglich der Wechsel von einem »Käfig« in einen anderen. In gewisser Hinsicht trat jedoch ein Wandel ein: Er hatte das Studium abgeschlossen und damit ein gewisses Selbstvertrauen erhalten. An seinem neuen Arbeitsort lernte er Kameraden kennen, deren Lebensstil völlig verschieden von seinem eigenen war. Erstmals schien er nun all jenes erleben zu können, was ihn seit der leiblichen Pubertät nur als bedrückendes Verbot belastet hatte. Barbesuche, Trinkgelage und gelegentliche Dirnenbekanntschaften boten ihm Ersatz für die »langweilige« und »frigide« häusliche Atmosphäre. Seine Frau lehnte ebenso entrüstet alles Leiblich-Triebhafte ab wie früher seine Mutter. Alkohol galt als das Getränk des Teufels. Nur mit schlechtem Gewissen wagte sich der Patient jeweils nach seinen Eskapaden nach Hause. Um jeglichen Diskussionen aus dem Wege zu gehen, verschloß er sich zusehends vor seiner Frau, bis schließlich alle Zwiesprache verstummte. Wie er selbst sagte, schluckte er seinen Ärger; er wurde immer mehr innerlich »verkrampft«.

Wie sehr ein solches vom liebenden Miteinandersein (Binswanger) ausgeschlossenes Weltverhältnis die Existenz unseres Patienten bedrückte, erfuhren wir aus seiner Lebens- und Ehegeschichte. Wenn diese auch nicht, wie früher generell betont, spezifisch für die Entstehung der Hypertonie verantwortlich gemacht werden darf, so gibt sie uns in diesem Falle doch Einblicke in die Entstehung einer besonderen Gestimmtheit, wie wir sie eben bei diesen Kranken vorfinden. Eine puritanisch-triebfeindliche Erziehung, wie sie dem Kranken zuteil wurde, verhindert nicht nur die Entstehung und Entwicklung einer lebenswarmen, innigen Eltern-Kind-Beziehung, sondern beeinflußt darüber hinaus die spätere mitmenschliche Beziehungsfähigkeit überhaupt. Sigmund Freud vermeinte darin ein unbewußtes Übertragungsphänomen erblicken zu können. Wie immer man sich zu dieser Hypothese stellen mag, Tatsache ist, daß einem erwachsenen Menschen, der in einer kleinkindlich geprägten Beziehungsmöglichkeit verharrt, die freien Vollzugsmöglichkeiten der Liebe gar nie aufgegangen sind. Geliebt-Werden und Lieben-Können setzen partnerschaftliche Freiheit voraus.

Auffällig bei den Hochdruckkranken ist die hochgradige Aggressionshemmung. Sie kann sich gelegentlich bis zu einer Aggressionsverlagerung nach innen steigern, welche einem präsuizidalen Syndrom oder einer schweren Depression gleichzustellen ist[59]. Dies sollte letztlich auf einer »Werdenshemmung« beruhen, wie wir sie bei Zwangsneurotikern beobachten. Daß damit wiederum entwicklungsspezifische und soziogene Faktoren ins Feld geführt werden, liegt auf der Hand. Nach Hans Hoff und Erwin Ringel[60] soll die Kindheitsatmosphäre durch Unsicherheit und Gespanntheit geprägt, vor allem der Vateraspekt durch häufige und heftige, unberechenbare Affektausbrüche gekennzeichnet sein, während die Mütter kaum charakteristische Befunde aufwiesen. Das eingeschüchterte und verängstigte Kind entwickle Aggressionen, die, weil gegen den Vater gerichtet, verdrängt würden. Zusammenfassend lautet ihre These, daß die Hypertonie auf eine chronische Entwicklung zurückgehe und daß die permanente psychische Belastung das Resultat eines in der Kindheit entstandenen neurotischen Konfliktes sei. Sie komme aber erst dann richtig zum Ausdruck, wenn der physiologische Abnützungsfaktor (Entgegenkommen der Organe, Organminderwertigkeit) durch einen pathologischen Lebensstil beschleunigt und verstärkt werde.

Damit sind die üblichen *Ursachen* einer psychosomatischen Erkrankung aufgezeigt, wenn man von den Persönlichkeitsprofilen und der unspezifischen Streßtheorie absieht. Gerade am Beispiel der Hypertonie läßt sich jedoch unschwer nachweisen, daß diesen Erklärungsmodellen ein spekulativer Charakter zukommt. Weder die kausale Rückführung der Hypertonie auf frühkindliche Erlebnisse noch eine primäre Organminderwertigkeit oder eine Konfliktspezifität lassen sich in Wirklichkeit als zum Wesen der Hypertonie gehörend nachweisen, mögen noch so ausführliche Statistiken zur Stützung dieser Thesen herangezogen werden. Auch über die Heredität der Hypertonie bestehen noch widersprüchliche Angaben. Eine Wesenserhellung des essentiellen, also nicht sekundären Bluthochdrucks ist nur möglich, wenn man davon ausgeht, daß dieser immer das »Leiben« eines in bestimmter Weise gestimmten Weltbezuges ist.

Das Leiben ist nicht eine Eigenschaft des Menschen, die zu seiner Existenz hinzukommt, es gehört vielmehr wesenhaft zum daseinsmäßigen Vollzug dieser Existenz selbst. Der Mensch leibt sein Verhältnis zur Welt, er existiert leibend. Dieses Leiben ist nicht durch die Epidermis begrenzt oder durch das Vorhandensein oder Fehlen von Organen bestimmt.

Ist das Leiben aber jeweils das Leiben eines Weltbezuges, und ist jeder Weltbezug immer schon in dieser oder jener Weise gestimmt, so sehen wir unmittelbar auch, daß das faktische Leiben stimmungsabhängig ist. Diese Erfahrung machen wir nicht nur beim Herzen, das in der Erregung »höher« schlägt, das in der Panik stillzustehen droht; alle Organe des Menschen sind stimmungsmäßig betroffen, etwa der Magen-Darm-Trakt, die Atmungsfunktion, selbst die Beweglichkeit der Extremitäten.

Typisch für eine stimmungsmäßige Labilität ist vor allem im Kreislaufgeschehen die *Hypotonie*, eine Senkung des Blutdrucks also, die konstitutionell oder essentiell genannt wird, wobei die Blutdruckwerte systolisch unter 100 mm Hg, diastolisch unter 60 fallen. Die Grundstimmung des Hypotonen ist Verzagtheit, Ohnmacht, Resignation, Überwältigtsein, Nichtbestehenkönnen, Vertrauenslosigkeit und Hoffnungslosigkeit. Während der Hypertone in einem zu engen Raum lebt und ähnlich wie der Klaustrophobe von diesem eingegrenzt und gefangengehalten wird, fehlt dem Hypotonen der Halt gebende und begrenzte Raum. Er ist dem Agoraphoben vergleichbar, der sich im Offenen unsicher fühlt, Angst hat, ohnmächtig umzufallen, immer auf stützende und sichernde Begleitung angewiesen ist. Eindrückliche Beispiele dafür finden sich bei Schwöbel und Staehelin. Letzterer versteht die beiden Symptome Hypertonie und Hypotonie als eine Krankheitseinheit. Beiden gemeinsam ist eine bestimmt getönte, spannungsmäßig gestörte Grundstimmung; bei der Hypertonie im Sinne einer allzu eingeengten Hochdruckspannung, ohne Verlust des Selbstvertrauens; bei der Hypotonie gegensätzlich im Sinne eines Unterdrucks, der Verzagtheit, der Vertrauenslosigkeit, Ohnmacht und Wehrlosigkeit. Den »psychosomatischen Beitrag zur Ätiologie der essentiellen Hypertonie und Hypotonie« sieht Staehelin darin, »daß diese Symptome als eine Erkrankung der tonus- und haltregulierenden Organsysteme, also vor allem, wenn auch nicht ausschließlich, der glatten Muskulatur verstanden werden können«.

Die Hypotonie, der allzu niedrige Blutdruck, wird in der psychosomatischen Fachliteratur zumeist unterschätzt. Dabei handelt es sich ebenfalls um ein Geschehen von nicht geringer Bedeutung. Gelegentlich führt die Hypotonie zu einem akuten peripheren Kreislaufversagen[61]. Bei diesem Krankheitsbild stehen Ohnmachten im Vordergrund. Zumeist ist der Schock durch äußere Einwirkungen ausgelöst. Bewußtseinsstörungen, Schwindelgefühle, Kopfschmerzen, eine Verlangsamung des Denkens und Apathie stehen im Vordergrund. Der Puls ist kaum fühlbar, die Venen sind fast blutleer. Die Haut ist blaß und oft von kaltem Schweiß bedeckt. Das Kreislaufversagen beruht auf einem meist ziemlich rasch eintretenden Mißverhältnis zwischen zirkulierender Blutmenge und arterieller oder venöser Gefäßweite. Wie gesagt: Der schlagartige Blutverlust führt zu einem plötzlichen *Kreislaufversagen.* Am bekanntesten ist der sogenannte *orthostatische Kollaps.* Das arterielle Blut sackt in die stark erweiterten Venen ab. Bei asthenischen Menschen kann dies schon eintreten, wenn sie sich aus einer liegenden Körperhaltung aufrichten. Häufig wird diesen Menschen Bettruhe und Schonung empfohlen, was allerdings als ein schlechter Ratschlag zu bezeichnen ist. So werden Schüler oft von Sport und Turnen befreit, statt daß sie sich die Kollapsneigung wegtrainieren. Dies führt dann oft zu Minderwertigkeitsgefühlen, die sie beim Vergleich mit ihren Kameraden empfinden, sowie zu einer gesteigerten Angst bei jeder neuen körperlichen Belastung. Die hypotone Kreislaufregulationsstörung beruht auf einer krankhaft verminderten Kreislaufleistung. Der systolische Druck sinkt ab, der diastolische steigt, so daß eine Verminderung der Blutdruckamplitude bei gleichzeitiger Frequenzsteigerung resultiert. Subjektive Beschwerden: rasche Ermüdbarkeit, Kopfschmerzen und Schwindel, Nachlassen der geistigen Konzentration, Initiativlosigkeit.

Noch ausgeprägter sind diese Symptome bei der essentiellen Hypotonie. Hier besteht dauernd ein niedriger Blutdruck, sogar im Ruhezustand. Zumeist sind bei diesen Menschen noch andere Zeichen einer verminderten Vitalität feststellbar. Daneben gibt es aber auch Menschen, die bei voller Leistungsfähigkeit einen niedrigen Blutdruck haben. Dort handelt es sich dann um eine Konstitutionsvariante, die nicht als krankhaft eingestuft wird.

Eine Kreislaufregulationsstörung kann aber auch durch eine überschießende Kreislaufleistung zustande kommen. Dies führt dann zu einer *hypertonen* Kreislaufstörung. Charakteristisch dafür ist der stark wechselnde Blutdruck, der nach Erlebnis-Fehlverarbeitungen noch ansteigen kann, um dann wieder auf normale Werte zurückzufallen.

Wenn wir heute auch nicht mehr von »Ätiologie« sprechen, weil dies eine (nicht nachweisbare) Kausalbeziehung impliziert, sondern von Bedeutungsgehalt und Verweisungszusammenhang, so findet sich doch übereinstimmend bei unseren eigenen Erfahrungen wie auch bei anderen daseinsanalytisch-phänomenologisch orientierten Forschern die Feststellung, daß dem Herzkranken, dem Infarktpatienten sowohl wie dem Hypertonen, eine Grundgestimmtheit entspricht, die man als zwanghaft bedrückt, unfrei bezeichnen muß. Die Herzkrankheit ist, mit anderen Worten, als das Leiben eines anankastisch gestimmten Weltverhältnisses zu verstehen. Was heißt nun dies?

Das griechische Wort »anankazein« bedeutet zwingen, nötigen, drängen, mit Gewalt durchsetzen, apodiktisch festlegen. Ananke, zu den orphischen Urworten gehörend, hat auch mit Wille, Bedingung und Gesetz zu tun. Es inspirierte Goethe zu einem Vers:

»Das Liebste wird vom Herzen weggescholten,
Dem harten Muß bequemt sich Will' und Grille.
So sind wir scheinfrei denn, nach manchen Jahren
Nur enger dran, als wir am Anfang waren.«

Das Anankastische entspricht somit dem Zwanghaften, wo das »Müssen« an die Stelle des »Dürfens« getreten ist, wo die übertriebene Angewiesenheit auf Schutz und Sicherheit in der leibseelischen Starre ihren Austrag findet, wo Zweifel, Mißtrauen, Leistungsbedürfnis mitmenschliche Wärme und Gefühl verdrängen. Der Anankast ist seinem Wesen entsprechend ein Zwangsneurotiker, dessen Neurose aber nicht als solche erkannt und anerkannt wird. Der Herzkranke also ein somatisierter Zwangsneurotiker? Dies wird, wenn auch im Kern wahr, kaum anerkannt werden, denn das anankastische Moment besitzt in unserer leistungsorientierten Gesellschaft einen hohen Stellenwert. Vielleicht findet sich darin die Antwort auf die Frage, warum wohl die Herzkrankheiten in den letzten Jahrzehnten derart zugenommen haben und auch weitgehend therapieresistent geblieben sind. Werfen wir also zunächst einen Blick auf dieses anankastisch-zwangsneurotische Weltverhältnis.

Das anankastische Weltverhältnis

In welcher Welt leben wir eigentlich?

Es gibt zahlreiche Versuche, unser Zeitalter psychopathologisch zu charakterisieren*. Einmal hieß es, die heutige Zivilisation sei schizophren, dann wiederum, sie sei wie niemals zuvor angstbesetzt, und schließlich wird die heutige Weltepoche als das »Zeitalter des Narzißmus« bezeichnet, während andere eine »Langweiligkeitsneurose« oder die symptomlose Krankheit »Malaise« als »Maladie du siècle« beschreiben. Dies mag alles stimmen. Es dürfte auch nicht schwerfallen, Anzeichen von Schizophrenie, Angstneurose oder narzißtischer Fehlhaltung in unserer Zeit festzustellen, genauso wie jeder, der ein psychiatrisches Lehrbuch zur Hand nimmt, sich darin in allen Symptomen und Diagnosen zum Teil wiederzuerkennen glaubt. Dies ist insofern erklärlich, als sich in allen Krankheiten des Geistes und der Seele solches zeigt, was dem Menschen aufgrund seiner Existenz vorgegeben ist, was also zu ihm gehört, was sein Wesen ausmacht – allerdings in einer oft verzerrten, aufgeblähten, quantitativ überhöhten Art gestört. Wir wissen also, daß selbst den Schizophrenen nur »Symptome« quälen, die als solche in nuce auch beim Gesunden vorkommen. Zerfahrenheit des Denkens, Beziehungsstörungen bis zur paranoiden Haltung sind ebenso an der Tagesordnung. Ich denke da an die häufigen Mißverständnisse im kleinen und größeren Umfeld zwischenmenschlicher Auseinandersetzungen, an die intellektuellen und emotionalen Unstimmigkeiten, an Vorurteile und Klatsch, die unser tägliches Leben ebenso vergiften, wie Viren heute unser (biologisches) Leben gefährden. Wenn wir solcherart unser Zeitalter charakterisieren, dann bleiben wir im Bereich des *Menschlichen*. Wir können aber auch Vergleiche ziehen

* Das Folgende ist eine leicht geänderte und gekürzte Fassung eines Vortrages, der 1987 von mir gehalten und in einem Sammelband[62] publiziert wurde.

mit früheren Zeitepochen, wie beispielsweise der Romantik, der Aufklärung, dem viktorianischen und wilhelminischen Puritanismus, dem mittelalterlichen Eingebettetsein im Ewigkeitsglauben, der Renaissance als »Zeitalter der Melancholie«, und wir sehen, daß der psychopathologischen Zuordnung keine Grenzen gesetzt sind. Allerdings sind diese Vergleiche immer auch subjektive Äußerungen des Diagnostikers und zumeist nur ausschnitthaft, als pars pro toto zu betrachten. So kann man auch in unserem Zeitalter dieses und jenes herausgreifen, um das 20. Jahrhundert danach zu benennen.

Ein Blick in unsere Welt verweist auf etwas anderes. Sie wird oft als die Welt der Technik bezeichnet. Was aber heißt dies? Das Wesen der Technik, so schrieb Martin Heidegger, ist ganz und gar nichts Technisches. Was ist es dann? Es ist die Welt der Genauigkeit und Zuverlässigkeit, beruhend auf der Meßbarkeit, Wägbarkeit und Verfügbarkeit der Dinge. Es ist der Zeitgeist, der die Technik hervorgebracht und der sich ihr unterworfen hat. Während die vorgenannten psychopathologischen Syndrome und Fehlhaltungen in ihrer Wertigkeit verschieden beurteilt werden, während der psychisch Kranke, der Schizophrene, der Phobiker, der Depressive für die Gesellschaft nicht nur wertlos ist, sondern eine Belastung darstellt, ist der der Technik entsprechende Mensch ein wertvoller Bestandteil der heutigen Menschheit. Auf ihn ist Verlaß, ihm kann man trauen, er erfüllt die Vorausetzungen, die heute auf der menschlichen Wertskala zuoberst zu finden sind: Genauigkeit, Zuverlässigkeit, Ordnung, Ehrlichkeit, Pünktlichkeit, Sauberkeit, Pflichtbewußtsein, schließlich Gehorsam und Anpassung. Mit anderen Worten: Der Inhalt dieser Werte ist allgemein anerkannt. Wer wollte denn schon nicht reinlich, zuverlässig, pünktlich, wahrheitsliebend und ehrlich sein? Wer möchte zugeben, daß man sich auf ihn nicht verlassen kann? Wer ärgert sich nicht ob gedankenloser Fehlhandlungen? Wer entzieht sich also freiwillig dem vom Zeitgeist diktierten Zwang? Gewiß, es gab und gibt solche Menschen. Der Aufruhr einer des gesellschaftlichen Zwangs überdrüssigen Jugend in den sechziger und achtziger Jahren mag davon sprechen, die Blumenkinder und die Hippiebewegung – aber sonst? Ist nicht unser ganzes

Erziehungs- und Schulsystem darauf ausgerichtet, aus dem Menschen ein willfähriges Arbeitstier, eine gut funktionierende Maschine zu machen? Wurde nicht vor wenigen Jahren der Computer durch eine amerikanische Zeitschrift zum »Mann des Jahres« gewählt? Man sehe sich zudem die Werbung an: Der Wasch- und Putzteufel dringt durch alle Poren menschlicher Existenz in unsere Wohnungen, auf unsere Straßen, in unsere Gesellschaft. Die Industrie, die Wirtschaft, aber auch die Politik fordern den zwangsneurotischen Menschen. Ein Politiker muß eine weiße Weste tragen, er muß saubere Hände haben, denn Politik gilt ohnehin als schmutzig; ja er muß integer sein, was immer das heißt. Gefragt ist nicht mehr der große Könner, der Mensch mit den genialen Entwürfen, sondern der kleinliche Buchhalter, der buchstabenmäßig am Gesetz klebt – und dieser entwirft unsere Gesetze. Nichts darf dem Zufall überlassen werden, schon gar nichts der Freiheit – wo kämen wir hin? Das Gesetz hat das Gebot abgelöst. Wir haben so viele Gesetze, daß wir kein Gewissen mehr brauchen. Denn Gewissen gibt es nur dort, wo Freiheit ist. Diese ist aber zur reinen Utopie, zur Illusion entwürdigt worden, die höchstens noch Stoff für eine vaterländische Festrede bietet. Hier wird bereits die Diskrepanz augenfällig zwischen einer Wertung des Menschen hinsichtlich der Grundzüge seines als Existenz gekennzeichneten Wesens und einer mehr als fragwürdigen Entwicklung unserer Welt. Wenn der Mensch auf dem besten Wege ist, sich der Allmacht der Technik zu unterwerfen, vom »technischen« Weltverhältnis überschwemmt zu werden, dann ist darauf hinzuweisen, daß dieses Weltverhältnis ein zwanghaftes ist. Als Psychiater sprechen wir von einem zwangsneurotischen oder eben von einem anankastischen. Warum diese Wortwahl? Zunächst ist zu sagen, daß sich die Psychoanalyse sehr eingehend mit dem Problem der Zwangsneurose befaßt hat, die Daseinsanalyse nicht weniger. So wissen wir, daß jedem neurotischen Zwang eine besondere Verfassung zugrunde liegt, die durch ein überspanntes, gewissensmäßiges, pseudomoralisches Nicht-wahr-haben-Wollen von freiheitlichen Beziehungen charakterisiert ist. Das gleiche gilt vom Verhältnis des Zwanghaften zum Schmutz. Dies ist nichts anderes als eine Wertung. Schweiß und Gerüche sind natürlich. Es wird heute viel von der Erhaltung der Natur gesprochen – aber nicht von der Wiederkehr des Schmutzes. Es wird von Chaos gesprochen, von einer »Immunschwäche« unserer Zeit, die sich nicht nur an der AIDS-Krankheit manifestiert, sondern im weiteren Sinne alle menschlichen Beziehungsmöglichkeiten befallen hat. Brauchen wir da nicht tatsächlich eine neue Ordnung?

Nun kann man dagegen einwenden, daß menschliches Zusammenleben in einer weitgehend inhumanen Welt der Ordnung bedarf, einer Ordnung, die individuelle Freiheiten einschränkt zugunsten einer größeren sozialen Freiheit. Der Mensch, der sich seit der Zeit der Aufklärung in ständiger Ablösung von festgefahrenen Wertvorstellungen, von tradierten Weltanschauungen und Verhaltensnormen befindet, versteht die Freiheit nur noch als *Freisein* von allem ihn Beengenden. In neuester Zeit spricht man von Emanzipation und Selbstverwirklichung. Daß es aber eine *Freiheit für* und *zu* gibt, ist weitgehend noch unbekannt*. Die *Freiheit von* muß naturgemäß zu Maßnahmen führen, die sich schließlich wiederum zu Repressalien auswachsen können. Das, was sich im mitmenschlichen Bereich aus seinem Wertgehalt als Gebot ergeben sollte, muß Gesetz werden. Daraus ergibt sich aber zweierlei: Nicht nur die *Freiheit von* ist damit aufgehoben, sondern auch das *Freisein für*. Gesetze entheben den Menschen, ihrem Wesen gemäß, mannigfacher Freiheit. Ihre Notwendigkeit scheint in unserer zivilisierten Kultur unbestritten. Der Rechtsstaat regelt das Zusammenleben. Die Kämpfe um die Legalisierung der natürlich gegebenen Wertordnung werden unter dem Deckmantel des Schutzes der Schwächeren geführt, dienen aber in Wirklichkeit der Zementierung wirtschaftlicher oder ideologischer Sonderinteressen. Beispiele ließen sich genügend anführen. Vergessen wird dabei geflissentlich, daß sich Ethik und Wertbewußtsein ihrem Wesen gemäß nicht reglementieren und schon gar nicht strafrechtlich absichern lassen. Die Notwendigkeit von Leitlinien ist unbestritten; dem Menschen ist sinnvolles Wertverständnis offenbar nicht in die Wiege mitgegeben.

* Ich habe mich andernorts ausführlich mit diesem Problem beschäftigt[63].

Bei der Leitlinie, der Soll-Formel bis zur Muß-Formel, geht es nicht um einen quantitativen Sprung, sondern um einen qualitativen. »Können« und »Sollen« sind längst durch die apodiktische Formulierung des »Müssens« abgelöst worden. Damit wird der Zwangsgedanke zementiert. Die Form erhält Priorität vor dem Inhalt. Standen noch vor wenigen Jahren auf unseren Autobahnen die Tafeln 80–140 km/h, um dem Autofahrer die eigene Übersicht und Verantwortung zu signalisieren, so ist mit dem generellen Tempo 120 km/h* eine klare Grenze gesetzt, über die hinaus ein Straftatbestand erfüllt ist, ohne daß auf die Besonderheit einer Situation oder auf die Entscheidungsfähigkeit des Fahrers Rücksicht genommen wird. Es mag dies ein banales Beispiel sein. In Tat und Wahrheit sind wir in ein dichtes Netz von sogenannten Banalitäten eingewoben. Glücklicherweise wissen die wenigsten von uns, welche Gesetze, Verordnungen und Vorschriften wir täglich übertreten. Von der Parkbuße bis zur Geschwindigkeitsüberschreitung und Rotlichtdurchfahrt, von der Nötigung, der Vergewaltigung bis zum Ehebruch, vom Schwangerschaftsabbruch bis zur aktiven Euthanasie an unheilbar Kranken, von der Beschimpfung, der üblen Nachrede und Ehrbeleidigung bis zur tätlichen Gewaltanwendung reichen die Straftatbestände. Der Ladendiebstahl wird ebenso strafrechtlich verfolgt wie die Wirtschaftskriminalität und eine Flugzeugentführung.

Niemand unter uns wird die *Notwendigkeit* der Regelung und der Ordnung verneinen. Und trotzdem bleibt das ungute Gefühl, daß vielfach Verordnungen im wahrsten Sinne des Wortes zu »Ver-Ordnungen« werden. Wie oft lehnen wir uns selbstzufrieden in unsere Sessel zurück – das Gesetz wird seinen Lauf nehmen. Das Gesetz? Die Intoleranz gegenüber Gesetzesbrechern, die pharisäische Selbstgerechtigkeit sind wohl die sprechendsten Zeugen unseres unfreien, anankastischen Weltverhältnisses. In der Schweiz wird ein Militärdienstverweigerer zur Unperson – er muß (noch) ins Gefängnis. Der Staat bestimmt über das Gewissen. Kirchlich gebundene Moral untersteht nach ausdrücklicher Proklamation dem Gewissen; das

* in der Schweiz

(rechte) Gewissen wird aber von der Kirche dekretiert. Da sich jedoch das existentielle Freiheitsbedürfnis nicht gänzlich unterdrücken läßt, müssen die Bestimmungen verschärft werden. Dann findet das anankastische Weltverhältnis seine totale Verzerrung im Fundamentalismus, im Fanatismus, im Rigorismus, im Puritanismus, in der alles stillegenden Pedanterie und Programmatik. Dann geht nichts mehr, der rigor mortis setzt ein, zumindest die Hypertonie oder der Herzinfarkt.

Was tun? Können wir noch ausbrechen aus diesem Teufelskreis? Solange der Mensch im Spannungsfeld zwischen einem fragwürdigen Freiheitsbegriff (Freiheit von) und einem ebenso fragwürdigen Ordnungsbegriff (Gesetz statt Gebot) steht, wird nichts anderes als ein verhärteter Grabenkrieg stattfinden. Auf der einen Seite führt der Freiheitsfanatismus zum Chaos, zur totalen Anarchie, auf der anderen Seite, wenn unterdrückt, zur bedingungslosen Anpassung und Unterwerfung. Weder eine egozentrische, subjektive »Befreiung« noch eine willkürliche, durch demokratische Übereinkunft oder dogmatische Diktatur erzielte Normgebung können auf die Dauer die Weiterentwicklung der Menschheit gewährleisten. Einmal mehr zeigt sich, daß extreme Lösungen sinnlos sind. Eine Änderung unseres Weltverhältnisses ist aber in absehbarer Zeit kaum zu erwarten. Dies wissen die Psychoanalytiker aller Schulrichtungen bestens, erfahren sie doch in der täglichen Praxis, wie schwer sich der Mensch mit dem Wandel seiner eingefleischten Wertvorstellungen tut. Das anankastische Weltverhältnis weist zudem nicht nur auf Vorurteile und festgefügte, oft persönlichkeitsfremde »Werte« hin, sondern vor allem auf die *Angst* vor einem wirklichen Freiwerden *für* das eigene, offene Existieren. Diese Angst abzubauen, aber auch liebgewonnene ethische Forderungen, die zum Selbstzweck geworden sind, neu zu bedenken, ist das Gebot der Stunde. Dann wird es wieder möglich sein, anstelle des anankastischen Formalismus die Herzlichkeit in die menschlichen Beziehungen einzubringen.

In einer anankastischen Welt »versteinert« das Herz stufenweise, wie Alfred J. Ziegler[39] sagt. Auch er spricht von der sogenannten Zeitkrankheit, vom Verlust menschlicher Freiheit, vom Zwang, der sich bis zur »paranoiformen Neurose«

verstärken kann, womit auch bereits die »Endogenität« des Stresses angezeigt ist. »Was dem Pathologen als partieller Tod des Herzens sichtbar ist, ›versteht‹ der Psychosomatiker als etwas ›Mörderisches‹, das sich in der Brust des Patienten abspielt. Er weiß, daß die Feinde nicht nur, wie auch in den vorwissenschaftlichen ätiologischen Vorstellungen, außen, sondern ebenso innen sind und daß das Attentat auch Selbstmord bedeutet.«

Günther Clauser[61] hat einmal darauf hingewiesen, daß die Einteilung der Herzbeschwerden in verschiedenartige Störungen des Kreislaufgeschehens »nur didaktischen Wert« besitze. Wir konnten dies bisher durch den Vergleich von Herzinfarktpatienten und Hypertonikern bestätigen. Wie aber steht es um jene Kranken, die nicht die gleichen nachweisbaren somatischen Befunde aufweisen, aber trotzdem »herzkrank« sind?

Herzneurose

HERZBRAND

Das Feuer,
das liebt in mir
und das mich nährt,
das flackert
in stiller Ekstase
Tag für Nacht
in meiner Brust
Herzbrand, nicht mehr
und durch nichts zu löschen.

Annette Christener-Ayasse

Mein Herz, du, mein *Herz*,
Wurzel meines schweifenden Durstes,
Tropfen aus Licht, der abwehrt,
was von der Welt her angreift.

Mitten in der Nacht windet sich *mein Herz*
und zerquält sich.
Gegeißelt von den Peitschen des Traums,
die es zerstriemen.

Es ist der Schmerz, der aufheult wie ein Irrer im Walde.
Einsamkeit schwarzen Dunkels.
Einsamkeit meines Herzens.

Pablo Neruda

Herzneurose

Der Leib ist stumm. Er spricht zu uns dann, wenn sein Funktionieren gestört ist, also in der Krankheit. Im alltäglichen Leben vernehmen wir unser Leiblichsein aber auch durch das bewußte Bezogensein auf unser Existieren, beim Wahrnehmen der Umwelt mittels unserer Sinnesorgane oder bei gewollt und ungewollt ausgeführten Bewegungen und Gebärden. Die sogenannten »inneren« Organe, mithin auch das Herz und der Blutkreislauf, bleiben weitgehend unbeachtet. Wir mögen sogar eine körperliche Anstrengung unternehmen, wobei Herz und Kreislauf gezwungenermaßen mehr leisten müssen, ohne daß wir etwas von dieser Mehrleistung bemerken. Andererseits fällt uns auf, daß in gewissen Situationen, bei unverhofften Begegnungen, ja sogar beim Gedanken an Ereignisse oder Personen, die unser Gefühlsleben in dieser oder jener Art aufwühlen, das Herz schneller schlägt, die Pulsfrequenz steigt. Auslösend können der Anblick eines geliebten oder gehaßten Menschen sein, Freude oder Wut beim Gedanken an den Freund, die Freundin, die Eltern, den Lehrer, an wichtige Beziehungspersonen, zum Beispiel an ein frustrierendes Liebeserlebnis. Aber auch die Erwartung einer glücklich machenden Begegnung kann das Herz schneller schlagen lassen, ebenso die angstvolle Erwartung eines Prüfungsergebnisses. Dergleichen Aufmerksamkeit erhält das Herz nur in bestimmten Situationen, sonst nicht.

Nun sind solche Phänomene keineswegs Zeichen einer neurotischen Inanspruchnahme des Herzens. Angst vor einer Prüfung oder vor dem Prüfungsergebnis, das Höherschlagen des Herzens, die Beschleunigung des Herzrhythmus im Liebesrausch, das Stillstehen des Herzschlages in einer akuten Gefahrensituation sind keineswegs Anzeichen einer Herzneurose. Es sind völlig normale Anzeichen eines gesunden Herzens, einer gesunden Kreislauftätigkeit. Wann aber sprechen wir von einer Herzneurose?

Als Neurose muß zunächst alles bezeichnet werden, was zwar auch beim gesunden Menschen »psychische« Bedeutung hat, aber beim Kranken in überdimensioniertem Maße vorkommt. Jeder Mensch empfindet angesichts von Bedrohung Angst; die Angst ist ein Grundphänomen menschlicher Existenz. Sie ist dort, wo Gefahr droht, um mit dem Volksmund zu sprechen, normal. Aber dort, wo sie zumindest augenscheinlich unbegründet ist oder in einem Ausmaß auftritt, das mit der (scheinbaren) Bedrohung in keinem Verhältnis mehr steht, nennen wir sie neurotisch. Der Unterschied ist somit quantitativer, nicht qualitativer Natur. Man spricht von Angstneurose und von Phobien. Das gleiche gilt für ein in besonderer Weise aggressiv gestimmtes Weltverhältnis, für ein zwanghaftes, einengendes, unfreies. Der Mensch kann ordentlich, sauber, gehorsam sein, ohne daß man ihm eine Zwangsneurose ankreiden muß. Er kann eine verständliche Wut verspüren, wenn er sich betrogen oder verraten glaubt, wenn ihm Unrecht geschehen ist. Ist er aber chronisch, das heißt ohne ersichtlichen Grund dauernd wütend, fühlt er sich immer benachteiligt, frustriert, vernachlässigt oder gar verfolgt, so spricht man von einem paranoiden Verhalten, das neurotisch sein oder sich bis zur Psychose steigern kann. Ein wesentliches Merkmal des neurotischen Verhaltens ist demnach die Inadäquatheit der Reaktion auf die Mitwelt und deren Dauer und Stärke. Der Neurotiker läßt sich nicht argumentativ beruhigen, er entzieht sich wohlgemeinten Ratschlägen, er ist unzugänglich für eigene und fremde Kontrolle. Einem Angstneurotiker beibringen zu wollen, er brauche keine Angst zu haben, bringt soviel, wie einem Blinden zu sagen, es gebe nichts Sehenswertes auf dieser Welt.

Gewiß ist die wissenschaftliche Neurosenlehre differenzierter. Im besonderen hat die Psychoanalyse ein sehr ausgeklügeltes System zur Hand, um »normale« Angst von »neurotischer« Angst zu unterscheiden. Im einen Fall erfüllt sie eine Warn- und Schutzfunktion für den Organismus; sie wird dann als »Realangst« bezeichnet. Im anderen Fall hat sie ihren Grund in innerseelischen Konflikten und ist offenbar nicht real, sondern eben neurotisch. Dazu kommt in letzterem Falle der Abwehr-

und Verdrängungseffekt. Sigmund Freud bereits unterschied verschiedene Formen der neurotischen Angstbewältigung. Als Angstneurose erschien ihm keineswegs unterschiedslos jede Neurose, die mit Angstzuständen einhergeht. Die Angst galt ihm jedoch als Primärsymptom jeder Neurose. Er sprach denn auch von Phobien, den an Objekte oder Situationen gebundenen Ängsten, von der Angstverdrängung bei der Zwangsneurose, von den Hypochondrien, der Angsthysterie, der Psychasthenie und Neurasthenie und dem sinn- und bedeutungslosen Angsteffekt. Auf die weitgehend Freud vorbehaltene tiefenpsychologische Deutung der verschiedenen Neurosenformen als Endprodukt eines Triebkonfliktes, einer mehr oder weniger vollständigen Libidostauung, einer unzulänglichen Abfuhr sexueller Energie sei hier nicht eingegangen. Sie ist wohl nur noch von historischem Interesse. Inzwischen ist man auch in psychoanalytischen Kreisen längst dazu übergegangen, für neurotisches Verhalten nicht nur sexuelle Frustration, sondern auch andere Faktoren verantwortlich zu machen: etwa Ärger, Kränkungen (»was kränkt, macht krank«), also Reaktionen, die auf Aggressionen beruhen, dann andauernde Angst, Kummer und Sorgen, Überbeanspruchung, Überforderung, Freiheitsentzug, Isolierung im mitmenschlichen Bereich. Bei der Hypochondrie steht die Neigung zu gesteigerter Selbstbeobachtung im Vordergrund, zu falscher Deutung der den Menschen alarmierenden Symptome, die wie durch ein Vergrößerungsglas hindurch betrachtet werden, womit wir bereits beim Begriff der Herzneurose angelangt sind.

Vorausgeschickt werden muß die Feststellung, daß im allgemeinen dann von einer Neurose gesprochen wird, wenn bei der ärztlichen Untersuchung keine organischen Defekte festgestellt und keine somatischen Befunde erhoben werden. Man spricht in der Medizinersprache dann von funktionellen Beschwerden. Dies allerdings ist ein fragwürdiges Fundament für die Erklärung von Neurosen, da es durchaus auch Neurosen gibt, die mit somatischen Befunden einhergehen: Man spricht dann von psychosomatischen Krankheiten.

»Vorläufig«, meinen Horst-Eberhard Richter und Dieter Beckmann[64], könne nur gesagt werden, »daß der Name Herzneurose für eine Störung gebraucht wird, deren Träger wegen auf das Herz bezogener Beschwerden zum Arzt gehen, ohne daß eine körperliche Grundkrankheit diese Beschwerden bewirkt«. Die Autoren geben zwar zu, daß die Zusammenfügung der Bestandteile »Herz« und »Neurose« zu einem Wort weder sprachlich noch inhaltlich besonders befriedigt. Eine Alternative dazu können sie jedoch nicht vorschlagen, so daß es wohl richtig erscheint, bei diesem Terminus zu bleiben. Die Definition beinhaltet nun aber zwei Gegebenheiten: erstens die Zentrierung der subjektiv vorgetragenen Beschwerden auf das Herz, zweitens das Fehlen einer somatischen Grundkrankheit.

Soweit kann dem zugestimmt werden, wobei aber noch ein Drittes zu beachten ist: nämlich die Frage nach einem spezifisch gestimmten Weltverhältnis des Herzneurotikers – was uns wiederum die Frage nach dem Sinn- und Bedeutungsgehalt des Organs »Herz« stellen läßt. Um diesem auf die Spur zu kommen, müßten vorerst die als herzneurotisch bezeichneten Symptome untersucht werden.

Im Vordergrund stehen Rhythmusstörungen, heftiges, nervöses Herzklopfen aus geringem Anlaß, sogar nachts in Ruhelage, die sogenannte paroxysmale Tachykardie, Extrasystolen, Gefühl von Beklemmung, Druck auf der Brust, Herzjagen, Herzstechen, vor allem aber eine bedrückte (ängstliche) Stimmung und die (hypochondrische) Überzeugung, organisch herzkrank zu sein und einem Herztod entgegenzugehen.

Herzneurosen lassen sich in Untergruppen differenzieren, die sich vor allem durch eine verschiedenartige Angstbewältigung unterscheiden. Bei beiden Gruppen steht die Trennungsambivalenz im Vordergrund; phobische Patienten fallen durch eine hochgradige Anlehnungsbedürftigkeit in der Arzt-Patient-Beziehung auf; »kontraphobische« Patienten versuchen ein Selbstbild von Stärke und Angstfreiheit aufrechtzuerhalten. (B. Luban-Plozza, W. Pöldinger, F. Kröger)[96]

Die vegetative Neurose

Eine der meistdiskutierten Fragen ist die nach der Berechtigung, von einer Spezifität der Herzneurose zu sprechen. Richter und Beckmann beispielsweise verweisen immer wieder darauf, daß Freud bereits 1895 das Krankheitsbild der Herzneurose beschrieb, wobei er allerdings den Begriff der Angstneurose vorzog. Betrachtet man die von ihm beschriebenen Symptome (Herzklopfen, Herzkrampf, Störungen der Atmung, Schweißausbrüche, Zittern, Heißhunger, Schwindelgefühle, Kongestionen, Parästhesien), so fällt es schwer, darin die spezifischen Phänomene der Herzneurose zu sehen. Vielmehr beschrieb Freud das Syndrom, das später unter dem Begriff der vegetativen Dystonie oder vegetativen Neurose bekannt wurde. Daß in diesen Sammelbegriff auch die Herzneurose eingegliedert werden kann, ist wohl selbstverständlich – so wie Herzbeschwerden »ohne pathologischen Befund« praktisch bei allen Neuroseformen vorkommen können. Schließlich ordneten L. Delius und J. Fahrenberg über 20 funktionelle kardiovaskuläre Syndrome in drei Gruppen im Rahmen ihrer Monographie über die »Psychovegetativen Syndrome«[65], die Einblick gewähren in die Vielfalt funktionell-vegetativen Geschehens, auch wenn es fraglich ist, ob eine derart differentielle Einteilung psychotherapeutisch von Nutzen sein kann. Demzufolge kann aber auch Staehelin[66] nur bedingt zugestimmt werden, wenn er in seiner Kritik an Richter und Beckmann die Herzneurosen weder als auf das Herz bezogen noch schlechthin als Neurosen, sondern als funktionelle Syndrome sieht, »niemals aber eine ätiologisch gesonderte Auskristallisierung«. Er ist der Ansicht, daß die Ärzte in der täglichen Praxis intuitiv spüren, daß es sich zumeist nicht nur um auf das Herz bezogene Störungen handelt, sondern daß fast immer gleichzeitig oder zeitlich gestaffelt Symptome anderer Organsysteme mit den Herzbeschwerden einhergehen.

Die Tendenz, ätiologische Faktoren einheitlich für die Entstehung spezifischer Neurosenformen verantwortlich zu machen, ist tatsächlich ebenso verbreitet wie fragwürdig. Bisher, so scheint uns, ist noch für keine einzige Neurose eine spezifische Persönlichkeitsentwicklung nachweisbar, sofern man sich nicht lediglich auf Statistiken (mit ihrem Wahrscheinlichkeitscharakter) oder auf spekulative metapsychologische Annahmen stützt. Eine solche Annahme ist beispielsweise die Behauptung, Herzneurotiker seien typischerweise in einer symbiotischen Verhaftung mit der Mutter stehengeblieben. Tatsächlich scheint die oft beobachtete Anklammerungstendenz der Herzneurotiker in diese Richtung zu deuten. Andererseits darf gerade dieses augenfällige Verhalten nicht zu ätiologischen Fehlschlüssen verleiten. Es ist ohnehin bemühend zu sehen, wie in der gesamten psychologischen und psychoanalytischen Literatur die Mutter als »Sündenbock« für die spätere Entwicklung ihrer Kinder gebrandmarkt wird, wobei offenbar dem Vater oder anderen Bezugspersonen eine viel geringere Rolle zugestanden wird (mit Ausnahme der bereits erwähnten Ansicht von Hoff und Ringel).

Mit aller Deutlichkeit muß hier festgehalten werden, daß Patienten mit Herzbeschwerden vor Inangriffnahme einer psychotherapeutischen Behandlung einer gründlichen kardiologischen Untersuchung zu unterziehen sind. Fatalerweise kann eine solche völlig »negativ« verlaufen, ohne daß damit mit Sicherheit eine organische Herzstörung ausgeschlossen werden kann. Es sind genügend Fälle von plötzlichem Herzversagen bekannt, bei denen kurz zuvor die Aufnahme eines EKG (Elektrokardiogramm) keinen pathologischen Befund ergab. Deshalb fällt es dem Therapeuten so schwer, dem Patienten dahingehend zu versichern, ihm »fehle nichts am Herzen«. Andererseits sind solche Untersuchungen zumindest in einer Hinsicht beruhigend, denn eine tatsächlich *nachweisbare* Herz-Kreislauf-Störung kann ausgeschlossen werden. Aber es gibt noch einige Unterscheidungsmerkmale hinsichtlich der subjektiven Beschwerden, die nicht außer acht gelassen werden sollten. Diese betreffen einmal die häufig angegebenen Schmerzen im Brustkorb und deren Ausstrahlung in den Arm. Die Präkordialschmerzen der Herzneurotiker treten unabhängig von Anstrengungen auf, im Gegensatz zu den Schmerzen bei Angina pectoris. Vermutlich werden sie durch tonische Spasmen der Intercostalmuskulatur ausgelöst. Vorsicht ist aber auch hier geboten, da die Abgrenzung nicht immer einfach ist. Ein Indiz mag auch das Alter der Patienten sein: Herzneurotiker sind selten über 45 Jahre alt, Angina-pectoris-Patienten meist (mit Ausnahmen) über 50. Letztere neigen zudem dazu, ihre Beschwerden zu bagatellisieren und zu verleugnen, sie sollen auch bei ihren Symptomschilderungen das Wort »Herz« signifikant weniger in ihre Sprache einfließen lassen als die Neurotiker[65]. Peter Hahn[36] stellte diesbezüglich eine »Faustregel« auf: »Je besorgter und hypochondrischer ein Patient bei der Darstellung und Beschreibung seiner einmal aufgetretenen Beschwerden wirkt, desto weniger wahrscheinlich ist es, daß er an einer somatisch begründbaren, d.h. koronarsklerotischen Erkrankung leidet. Je mehr aber ein Patient die einmal aufgetretenen Beschwerden abwertet, bagatellisiert und sich ärztlichen Kontrollen zu entziehen versucht, desto sorgfältiger muß man die somatischen Untersuchungen einleiten und mit der Möglichkeit einer koronarsklerotischen Einwirkung auch dann rechnen, wenn sich noch keine Befunde objektivieren lassen.«

Dem ist lediglich beizufügen, daß eine solche Faustregel nicht höher zu werten ist, als es eben eine Faustregel sein kann: ein Hinweis, dem einige Wahrscheinlichkeit, nie jedoch Sicherheit zukommt. Die übertriebene Selbstbeobachtung wie auch das Vermeiden derselben gelten wohl nur für Menschen, die mehr oder weniger neurotisch sind, nicht aber für jene, die eine gesunde Einstellung zu ihrem Körper besitzen. Jedermann kennt vorübergehende Beschwerden und Funktionsstörungen, ohne sich deswegen übertriebene Sorgen machen oder den Gedanken daran verdrängen zu müssen.

Richter und Beckmann berichten über Störeinflüsse in der Kindheit, die bei Herzneurosen besonders häufig anzutreffen seien. Sie geben zwar zu, daß die Beweisführung für einen kausalen Zusammenhang zwischen frühkindlicher Störung und späterer Krankheit schwierig ist, doch sollen diesbezügliche Nachforschungen speziell bei Herzneurotikern relativ ertragreich sein. Menschen, die an einer Herzneurose erkranken, sollen in der Kindheit Einflüssen ausgesetzt gewesen sein, die sie am Prozeß der Ausbildung von Selbstsicherheit gestört haben. Diese Einflüsse »sind offensichtlich oft von *Müttern* ausgeübt worden, welche die späteren Patienten als Kinder sehr stark symbiotisch an sich gebunden und in bestimmter Weise eingeschüchtert haben«. Die Mütter werden als einerseits dominierend, andererseits ängstlich und verunsichernd bezeichnet. Derartig strukturierte Mutterbeziehungen dauern oft bis in die Gegenwart an. Die Kranken wiederholen in ihrer Übertragung auf den Arzt eine »solcherart konfigurierte Mutterrolle«, und schließlich verweisen die Autoren auf die Feststellung, daß die Mütter von Herzneurotikern »gehäuft ihrerseits eine Herzneurose hatten« – was übrigens zur These von der Vererblichkeit führte.

Auslösende Momente von Herzneurosen sind 1. Konfrontation mit Krankheiten oder Unglücksfällen in der näheren Umgebung, insbesondere in der Familie, dann 2. beunruhigende Beobachtungen am eigenen Körper, oft unspezifischer Natur, 3. induzierende ärztliche Diagnosen (warnende Ratschläge, übertriebene diagnostische Maßnahmen, Ängstlichkeit des Arztes) und schließlich 4. psychische Konfliktsituationen. Hier wird die Trennungsproblematik an erster Stelle genannt. Nach Walter Bräutigam[67] ist vor allem die Trennung von Mutterfiguren ausschlaggebend, nach unserer Erfahrung kann aber jede Trennung auslösend wirken. Denken wir an die Liebesenttäuschung, an die beabsichtigte oder unbeabsichtigte Scheidungssituation, an den Tod eines geliebten Menschen, eines Kindes beispielsweise. Im allgemeinen wird angenommen, daß die Kranken nur eine äußerst schwache Selbstsicherheit haben und sich kaum für lebensfähig halten, wenn sie des Partners verlustig gehen, auf den sie sich vollständig angewiesen glauben. Die durchbrechende Herzangst verstärkt dann das Anklammerungsbedürfnis. Michael Ermann[68] verweist auf den »Trennungs-Verselbständigungs-Konflikt«. Die Patienten finden sich in einer Ambivalenz vor: einerseits Passivität, Anklammerung, Hingabe und Kindlichkeit, der Wunsch, versorgt, bemuttert, geschützt zu werden, andererseits Selbständigkeitsstrebungen, Widerstand gegen Bevormundung und Einengung, Aktivität, Trennung. »Diese beiden Tendenzen sind zwei Grundtendenzen im menschlichen Leben überhaupt.« Doch der Neurotiker, für den der Trennungs–Abhängigkeits-Konflikt unlösbar bleibt, so daß er schließlich daran erkrankt, kann die beiden Tendenzen nicht in Einklang bringen. Er findet keine Lösung, die seine Entwicklung voranbringt. »Er schafft es nicht, die Bedürfnisse nach Schutz und Geborgenheit mit denen nach Selbständigkeit und Vorwärtsentwicklung zu verbinden«, weil er in seiner Entwicklung keine konfliktfreie Autonomie erreicht hat und weil Trennung für ihn ein aggressiver, in seiner Phantasie ein tötender Akt geblieben ist. »So entlarvt sich seine Todesangst schließlich als Angst, über einen tötenden Akt Unabhängigkeit zu gewinnen.«

Man kann letzterem Verständnis abgewinnen oder nicht, man kann, wie es Ermann formuliert, von einer »unbewußten Gestalt des herzneurotischen Konflikts« sprechen, von einer Abhängigkeit im Dienst der Triebabwehr und von Willkür im Dienst der Autonomie«, von Verleugnung und Reaktionsbildung, vom »Abhängigkeitstyp« und vom »Verleugnungstyp« – immer bleibt noch die Frage offen: Weshalb die Fixierung auf das Herz? Gewiß erfährt der Psychotherapeut, wie Herzneurotiker sich schonen, alles vermeiden, was sie irgendwie belasten könnte, erfährt er auch, daß sie Tatendrang entwickeln können, fleißig und erfolgsbedacht sind, daß sie eine »kontrollierte emotionale Fassade« aufweisen können, daß sie narzißtische Persönlichkeitszüge aufweisen mit Überheblichkeit, Herrschsucht, Geltungsdrang – aber finden wir diese Verhaltensweisen nicht auch bei anderen Charaktertypen, sogar bei nichtneurotischen Persönlichkeiten? Und ist es wirklich »immer die Angst vor den unbewußten *eigenen* aggressiv erlebten Impulsen und Phantasien«, die in der Herzneurose somatisiert und als Sorge ums Herz gebunden wird?

Wie aber gelangen wir zu einer phänomenologischen Schau der Herz-Kreislauf-Neurosen? Karl-Ernst Bühler und R. Beyer-Buschmann[69] gehen der Frage nach, warum sich Ängste vor Trennung, vor dem Verlust einer bergenden Liebe in Beschwerden des Herzens und nicht in solchen des Magens oder des Darms äußern. Einen ersten Hinweis sehen sie in den sogenannten psychosomatischen Redewendungen, die sich auf das Herz beziehen. Man sagt etwa, »das Herz bricht mir«, was auf der Vorstellung beruht, »daß Trauer, Enttäuschung usw. dem Herzen Schaden zufügen können mit der Folge einer vitalen Bedrohung«. Herbert Csef[70] untersuchte »als Beitrag zur phänomenologischen Erforschung des Herzangst-Syndroms«, das sich seiner Auffassung nach nicht mit dem breiter gefächerten Begriff der Herzneurose deckt, im wesentlichen aber doch diesem entspricht, 20 Patienten hinsichtlich der Art und Weise ihrer Kommunikationsstörung und ihrer Konflikte. Während die Untersuchungsergebnisse jene anderer Autoren hinsichtlich Trennungsambivalenz, Partnerkonflikten, Aggressionshemmung, sexuellen Störungen, Konflikten im Leistungsbereich bestätigten, erwiesen sich für Csef »als entscheidendes Ergebnis und grundlegend neuer Beitrag zum Verständnis der ›Herzneurosen‹« Konflikte, Krisen und Defizite in der Kommunikationsstruktur *Orientierung* »als zentraler ätiologischer Faktor«. Der Begriff der gestörten »Kommunikationsstruktur Orientierung« legitimiert sich am Kommunikationsmodell von Dieter Wyss, demzufolge sich jede Kommunikation in folgenden sechs Grundstrukturen vollzieht: Lebensraum, Orientierung, Ordnung, Zeit, Leib und Leistung. Zur Orientierung gehören Grundeinstellungen, Haltungen, Wertvorstellungen, Überzeugungen, Prinzipien; Lebensstil, religiös-weltanschauliche Einstellungen; Personal- und Individualethik im moralisch-ethischen Bereich, schließlich »Weltbild« und »Selbstbild« (Identität).

Zunächst zeigte sich, daß bei den Herzangst-Syndromen eigentlich alle aufgeführten Kommunikationsmöglichkeiten gestört waren, innerhalb des Lebensraumes die Ambivalenz zwischen Trennungswunsch und Trennungsangst auftrat, ein weitgehend passives Gebundensein an Ordnungsstrukturen, leibfeindliches Verhalten, Störungen im Zeiterleben sowie im Leistungsbereich (Überforderung, Leistungsabfall oder kompensatorische Überbewertung der Leistung). Hinsichtlich der Orientierungsstörung verweist Csef unter anderem auf das Defizit an Vorbildern, was die ganze Lebensgeschichte eines Menschen prägen könne; eine akute Orientierungskrise trete unter Umständen auch auf, wenn eine nahe Bezugsperson mit Vorbildcharakter stirbt und der eigene Mangel an eigener Orientierung manifest wird. Das gleiche gilt für Änderungen im Lebensraum. Dort werde die eigene Orientierung plötzlich fundamental in Frage gestellt, wenn die neue Umwelt eine völlig andere oder gar entgegengesetzte »Orientierung« hat (Gastarbeiter, Konfession, Rasse). Nun gibt es nach Csef drei Hauptformen gestörter Orientierung bei Herzangst-Syndromen:

1. ein strukturelles Defizit an Orientierung, den gesamten Verlauf der Lebensgeschichte durchziehend,
2. ein chronischer, über längere Zeit dauernder Konflikt, und
3. akute Orientierungskonflikte.

Ein chronischer Konflikt kann zum Beispiel dann vorliegen, wenn die Auseinandersetzung des Individuums mit seinen religiösen Prinzipien, Geboten und Verboten einerseits und erotisch-sexuellen Bedürfnissen andererseits nicht bewältigt wird. »Akute Konflikte« sollen durch mögliche in der aktuellen Lebenssituation vollzogene Änderungen im Lebensraum – »etwa durch den Umzug eines gläubigen Katholiken in eine rein protestantische Gegend, in der er wegen seiner religiös-weltanschaulichen Orientierung auf hartnäckige Ablehnung stößt« (es könnten in der heutigen Zeit andere Beispiele angeführt werden) – ausgelöst werden. Es stellt sich aber hier wiederum die entscheidende Frage, ob diese für Herzneurotiker in besonderer Weise spezifisch sind, ob sie generalisiert werden dürfen oder nur zeitweise zutreffen. Bekanntlich finden wir sie jedenfalls auch bei Depressiven, die nicht über Herzbeschwerden klagen – wie beispielsweise Georg Schwöbel in seiner Arbeit über »Umzugsdepressionen« nachgewiesen hat[71]. Dasselbe gilt für die Gewissenskonflikte im moralisch-sittlichen Bereich, die wir recht häufig bei Zwangskranken und Depressiven antreffen. Csef führt als Beweis für die Richtigkeit seiner These eines Orientierungskonfliktes den biographischen Hintergrund eines Patienten an, dessen Vater starb, als er eineinhalb Jahre alt war, dessen Mutter Alkoholikerin wurde und in einer chaotischen Welt lebte. »Der Patient wuchs also weitgehend orientierungslos und ohne Vater-Vorbild auf. Seine Vorbilder waren Mickey Mouse, Tarzan und Comic-Strip-Figuren.«

Eine seit sechs Jahren bestehende Herzphobie bei einer 28jährigen Frau beschreibt Hermann Lang[72]. Die Patientin litt gleichzeitig an einer Hyperventilationstetanie und einer Klaustrophobie. Sie klagte über »Herzrasen mit Sterbeangst«, Symptome, die sich nach einer Mandeloperation und der dritten Schwangerschaft mit Kaiserschnitt verschlimmert hätten. Besonders schlimm sei es nachts im Bett vor dem Einschlafen. Sie höre auf den Pulsschlag, bekomme Angst und Herzrasen, so daß sie schließlich den Notarzt rufen müsse, der ihr eine Spitze verabreiche, wonach es ihr gleich besser gehe.

Diese Patientin weist in ihrer Biographie ähnliche Verhältnisse auf wie der Fall Csefs. Ohne Vater, als uneheliches »Unterschicht-Kind« und einer selbst unehelichen, alkoholkranken Mutter bis zum elften Lebensjahr aufgewachsen, erlebte sie fünf Tage nach dem Tod ihres Stiefvaters einen Herzanfall mit Hyperventilationssyndrom und Erstickungsangst. Schließlich kamen der Tod der Schwiegermutter an Krebs und jener der »primären Bezugsperson«, der Großmutter, hinzu. Lang folgert daraus, daß der *Tod* für die Auslösesituation der Krankheit seiner Patientin »eine zentrale Rolle« spielte. In dieser Hinsicht wurde er von der Kranken bestätigt, die unter immerwährender Todesangst litt, so daß sie nicht einmal mehr Fernsehsendungen betrachten konnte, die auch nur im entferntesten mit Kriminalität, Spital oder gar dem Sterben zu tun hatten. Allerdings gesteht Lang unumwunden zu, daß von einer »Spezifität der Auslösesituation« bei all diesen anamnestischen Angaben »nicht gesprochen werden« könne – wenn auch zweifellos Tod und Krankheit eine überdurchschnittlich auffällige Rolle spielten.

Damit ist bereits eine Vorbedingung für eine phänomenologische Erfassung des Krankheitsbildes gegeben: der Verzicht nämlich, aus subjektiven Angaben von Patienten, selbst wenn sie statistisch relevant begründet werden, voreilig kausale Schlüsse zu ziehen. Lang stellt denn auch die Frage, wie es wohl mit der Spezifität der prämorbiden Verfassung und Konflikthaftigkeit stehe.

Zunächst setzt er sich noch einmal mit der von psychoanalytischen Autoren immer wieder aufgestellten Behauptung einer Spezifität auseinander, die den Kernkonflikt in der Trennungsambivalenz sieht. Wenn auch in der Lebensgeschichte der Patientin Langs, meint dieser, sich dieses strukturelle Charakteristikum feststellen lasse, so sei »diese Antinomik zu allgemein«, finde sie sich doch in ähnlicher Weise bei anderen psychosomatischen Krankheitsbildern wie Asthma bronchiale oder Ulcus ventriculi und in der depressiven Neurose.

Das heißt, daß es keine spezifische prämorbide Konfliktsituation für die Herzneurose gibt. Wie aber steht es mit der spezifischen »Organwahl«? Richter und Beckmann postulieren eine solche, indem das Herz die Stelle der Mutter einnehmen soll. »Eine solche Auffassung«, meint Lang – insbesondere die damit verbundene genetische Ableitung aus der oralen Entwicklungsphase (wie sie aus der psychoanalytischen Entwicklungstheorie bekannt ist) – bleibe »natürlich eine Konstruktion«. Mit »Konstruktionen« weiß aber die Phänomenologie nichts anzufangen. Edmund Husserl und Martin Heidegger haben dies deutlich gemacht[73]. Lang verweist denn auch zunächst vor allem auf die Wertigkeit, die das Herz in seiner vitalen Bedeutung hat, sodann auf die »kulturelle Repräsentanz als Symbol für Leben und Tod«. Ein neuer Ansatz gelingt ihm zweifellos in der Verknüpfung der Herzangst mit der Agora- und Klaustrophobie. Der Herzphobiker befinde sich »par excellence« zwischen einem agoraphoben und einem klaustrophoben Pol ausgespannt, indem die Welt ihm einerseits zu eng erscheint, andererseits grenzenlos, das heißt ohne Halt. Wir haben diese Beziehung an Patienten mit ausgesprochener Hypertonie oder mit ausgesprochener Hypotonie festgestellt. »Daß diese polare Spannung gerade beim Herzneurotiker existiert, wird sofort klar, wenn wir an seine Antinomik von Anklammerungs- und Trennungswünschen erinnern, uns die Konflikthaftigkeit seines hypertrophen Kommunikationsmodus von Binden und Lösen vergegenwärtigen.« Nicht nur die Trennungsproblematik, sondern auch die Angst, erdrückt zu werden, der Identität verlustig zu gehen, und die Leibgebundenheit dieser Phänomene bestimmen den Kranken. Lang vermeint, daß zwischen der Klaustrophobie und der Herzphobie lediglich die Leibgebundenheit letzterer den Unterschied zwischen beiden Krankheitsformen darstelle. Nun gibt es aber in diesem Sinne wohl keinen »reinen Phobiker«. Jedenfalls zeigt die Erfahrung, daß bei jeder Phobie das Leibliche mit betroffen ist, vermutlich immer auch im Sinne einer verstärkten oder verlangsamten Herzfunktion.

Peter Hahn grenzt sodann einen Symptomenkomplex von den Herzneurosen ab: das *Hyperkinetische Herzsyndrom*. Es unterscheidet sich in einigen Punkten von der Herzphobie. Die Patienten haben im allgemeinen keine Angstgefühle, »fast niemals Todesangst«. Im Vordergrund stehen eher unbestimmte Herzbeschwerden, mangelnde Leistungsfähigkeit, psychovegetative Begleitsymptome, gelegentlich erhöhte Pulsfrequenz. Klinische Untersuchungen ergeben ein erhöhtes Herzzeitvolumen, Ruhetachykardie und einen verminderten peripheren Strömungswiderstand. Die gewonnenen Befunde sind jedoch relativ bedeutungslos und benötigen keine somatische Therapie. Im Vordergrund stehen Apathie und Müdigkeit, Hemmung im motorisch-aggressiven Antriebsbereich (schlaffer Händedruck), während die Patienten früher kräftig-expansiv waren; Veränderung in der Pubertätszeit. Die Patienten leiten kaum einen Leidensdruck davon ab und sind dementsprechend praktisch nie zu einer Psychotherapie bereit.

Fassen wir die verschiedenen Angaben zur Herzneurose zusammen, so finden wir, wie bereits angedeutet, alle Symptome vor, die eigentlich zur *vegetativen Neurose* gehören. Diese Begriffsbildung verwenden wir jedoch nicht einfach im Sinne der Psychoanalyse Franz Alexanders, sondern einfach im Hinblick auf die enge Wechselwirkung vegetativer Funktionsstörungen und deren phänomenologischem Bedeutungsgehalt. Gewiß ist das »vegetative« Moment nicht allein auf das Herz bezogen. Aber Herzneurotiker sind in besonderer Weise »vegetativ« geprägt. B. Saletu und Mitarbeiter[74] sprechen von einer »Organpräponderanz« der Herzphobiker. Diese weisen »signifikant erhöhte Werte« in bezug auf Nervosität, Depressivität, Irritierbarkeit, Gehemmtheit, Introvertiertheit und emotionelle Labilität auf. Die Herzphobie (wie auch die Infarktophobie) ist durch einen primär auf das Herz bezogenen Wahrnehmungscharakter gekennzeichnet, »wobei aus der Umwelt selektiv jene Information gefiltert wird, die den Verdacht einer organischen Beeinträchtigung erhärtet«. Die Symptome werden »hauptsächlich über das autonome Nervensystem« vermittelt.

Hier schon läßt sich ein Vergleich mit hypochondrischen und hysterischen Verhaltensweisen nicht umgehen. Der Herzneurotiker ist auf das Herz fixiert; sein Denken und Fühlen kreist nur um dieses »Organ«. Die Frustrationstoleranz ist aufgrund der schwachen Ich-Struktur »in der sozialen Kommunikation« gering. Neben überschwenglichen Anklammerungsbedürfnissen steht die tiefe Verletzlichkeit durch die Umwelt. Herzphobiker sind hilflos, ausgeliefert, bedroht. Weder eine objektive Überwachung der Herztätigkeit noch die Zusicherung des Fehlens einer organischen Erkrankung sind überzeugend. Herzneurotiker sind ständig mit der Möglichkeit des Todes konfrontiert.

Das phobische Weltverhältnis

Wir haben festgestellt, daß die Mauer der koronaren Herzerkrankung einer anankastischen Verhärtung der gesamten Persönlichkeit entspricht. Bei der Herzneurose steht das phobische Weltverhältnis im Vordergrund. Es ist gekennzeichnet durch hochgradige Angst, durch Störungen der Herzrhythmik und durch Schmerz. Rhythmik und Schmerz haben ihre eigene Bedeutungsfülle, die nicht spezifisch zu sein braucht für das Geschehen im Kreislauf, wenn auch nicht bedeutungslos. Auch die Angst ist keine spezifische Gestimmtheit des Herzkranken. Bei der Herzneurose allerdings ist sie in einer Weise präsent, daß sie großenteils das Wesen dieser Krankheit geradezu ausmacht. Aus diesem Grunde müssen der Angst einige Gedanken gewidmet sein, wobei auf eine ausführliche Darstellung verzichtet werden kann, da sich Alois Hicklin[75] in eingehender Weise in einer eigenen Monographie damit befaßt hat.

Jede Betrachtung menschlicher Phänomene hat sich am Sprachgebrauch zu orientieren. Dies ist nicht nur eine Erkenntnis der Neuzeit, nicht nur eine Aussage über das Wesen der Sprache selbst, wie es uns unter anderem Ludwig Wittgenstein und Martin Heidegger nahebrachten, sondern eine in der philosophischen Tradition tief verwurzelte Feststellung. Der menschliche Sprachgebrauch zeigt sich in der Vielfalt der tatsächlichen Verwendungsmöglichkeiten eines Wortes oder auch in der Unmöglichkeit, es in einem bestimmten Zusammenhang zu verwenden. Dabei müssen noch die Mehrsprachigkeit des Menschen bedacht werden, aber auch die Veränderungen im alltäglichen Sprachgebrauch aufgrund kultureller Entwicklungen. »Die Sprache«, sagte Heidegger einmal, »birgt den Schatz alles Wesenhaften in sich.«

Angst ist einer jener Begriffe, die in sprachlicher Hinsicht verschiedene Deutungen zulassen, so daß man sich fragen kann, ob man überhaupt von *der* Angst als einem eigenständigen Phänomen sprechen kann oder nicht. Das deutsche Wort Angst hat aber zweifellos seine Wurzel im lateinischen angustia, wörtlich die *Engnis*, dieses wiederum leitet sich von angor ab. Angst hat also mit Enge, Beengtheit und somit auch mit Unfreiheit zu tun. Denn wer in seinem Weltverhältnis, in seinen Möglichkeiten, sich zu entfalten, eingeschränkt ist, vermag nur in Grenzen zu leben.

Wir sprechen von einer Angstneurose, aber auch von Phobien, schließlich von phobischer Fehlhaltung und von einer Anthropologie der Angst, in der Daseinsanalyse von einem angstgestimmten Weltverhältnis oder von auf Angst gestimmten Weltbezügen. In einem scheinen sich Psychiater und Psychotherapeuten einig zu sein: Die Angst gilt als »Achsensymptom« der vielfältigsten Neurosen, als »Primärsymptom«, als »zentraler Motor« oder »basale Grundstörung«. Jedenfalls gibt es kaum eine Neurosenlehre, in der nicht dem Angstphänomen eine grundlegende Bedeutung beigemessen wird. Gleichzeitig ist die Angstthematik heute in besonderer Weise publizitätsträchtig, so daß Viktor E. von Gebsattel[76] bereits 1951 schreiben konnte, die Angst habe aufgehört, die private Angelegenheit des einzelnen zu sein. Ob die Behauptung allerdings stimmt, daß das Angstvolumen in unserer Zeit zugenommen habe und immer noch zunehme, ist fraglich. Es wurde von der Angst als der abendländischen Krankheit gesprochen und davon, daß die Aufdringlichkeit des Angstphänomens seit hundert Jahren ständig zunehme; sie habe einen bisher nie erfahrenen Grad erreicht. Rollo May[77] spricht vom »angstbesessenen« 20. Jahrhundert. Gleichzeitig wird betont, es dürfe schwierig sein, von einer Zunahme der Angstgestimmtheit generell zu sprechen, wenn man nicht bedenke, daß die Angst ihr Gesicht verändert. Nicht so sehr die äußere Natur bedrohe den Menschen, als vielmehr dieser sich selbst. Die Bedrohung des Menschlichen geht somit vom Menschen aus, auch wenn die Apokalypse uns noch nicht erreicht hat. Dadurch, meint Hicklin zu Recht, ist es weder leichter geworden, die Angst zu verstehen noch sie zu bewältigen.

Um aber dem Phänomen Angst auf die Spur zu kommen, bedarf es zunächst weder der Psychologie noch der Psychopathologie. Die Angst ist an sich kein krankhaftes Phänomen. Sie ist eine Grundbefindlichkeit des Daseins. In »Sein und Zeit«[78] bezeichnet Martin Heidegger sie als einen »Modus des faktischen Daseins«. Sie »bestimmt latent immer schon das In-der-Welt-Sein«. Es ist denn auch höchst bedenklich, Angst und Krankheit gleichzusetzen. Zwar immer ein *pathos*, ein Leidenszustand, ist die Angst noch lange keine Krankheit, somit nicht Gegenstand der Pathologie, es sei denn, »man fröne der verruchten Flachheit, die in der Grundbestimmung des Menschen, leiden zu müssen, eine pathologische Disposition« sieht[76].

Diese Auffassung wird offenbar weder von der modernen Medizin noch von der mit ihrer naturwissenschaftlichen Grundlage verwandten klinischen Psychiatrie geteilt. Die Angst ist gemäß deren Auffassung nicht nur meßbar, sondern auch durch die Pharmakologie bestens in den Griff zu bekommen. Anxiolytika werden in Massen hergestellt und verbraucht. Hat es da überhaupt noch einen Sinn, den Bedeutungsgehalt der Angst zu ergründen? Ist es nicht die vornehmste Pflicht des Arztes, Leiden zu mindern? Dies sind Fragen, welche die gesamte Psychotherapie beschäftigen, in besonderem Maße die analytisch-tiefenpsychologisch orientierte. Wir haben aber gelernt, daß für die Motivation zu einer psychotherapeutischen Kur ein gewisser Leidensdruck notwendig sei. Will ein Mensch sein Leiden von Grund auf kennenlernen und damit grundsätzlich fertig werden, dann ist es wohl unumgänglich, daß er um das Wesen seines Leidens weiß, daß er dessen Sinn- und Bedeutungsgehalt versteht und sich damit auseinandersetzt.

Was ist nun »Angst« und wann wird sie krankhaft? Um diese Frage zu beantworten, müssen wir uns zunächst von der populären Vorstellung lösen, Angst sei ein isolierbares »Gefühl«. Gefühle als solche gibt es nicht. Wir sprechen zwar immer wieder von unseren Gefühlen, als ob sie verdinglichte Stimmungen wären. Und doch verbinden wir mit dem Wort Gefühl immer noch etwas. Wir sagen zum Beispiel: »Ich habe das Gefühl, daß ...«, oder: »Gefühlsmäßig meine ich«, oder dann: »Meinem Gefühl entsprechend«. Schließlich behaupten wir gelegentlich, Menschen seien »gefühllos«. Gefühle sind aber nicht isolierte Seinsmöglichkeiten. Wir können lediglich sagen, daß jedes Weltverhältnis immer schon in dieser oder jener Weise gestimmt ist. Angst ist ein auf Bedrohung gestimmtes Weltverhältnis; der angstgestimmte Mensch fühlt sich bedroht. So banal diese Aussage auch klingen mag, kommt ihr doch große Bedeutung zu. Allzu leicht vermeinen wir, die Angst des Mitmenschen oder auch unsere eigene Angst sei lediglich ein zu behebendes Übel. Dabei hat die Angst zunächst eine sichernde Funktion. Ohne Angst hätte vermutlich die Menschheit nicht bis heute überlebt. Die Angst ist eine gewichtige Möglichkeit, Bedrohung und Gefahr zu erkennen. Von dieser Sicht aus erst kann verstanden werden, in welcher Weise die Angst im Laufe der Menschheitsgeschichte ihr Gesicht verändert hat. Es ist heute schwer festzustellen, ob beispielsweise die Menschen der Eiszeit Beziehungs- und Berührungsängste gekannt haben, wie dies heute allenthalben der Fall ist. Vermutlich war ihr Dasein derart mit der Notwendigkeit des Überlebens beschäftigt, daß für sie die Bedrohung mehr biologisch als psychologisch erfaßbar war. Ihre Angst dürfte vermutlich eindimensionaler gewesen sein, als sie es heute ist.

Inzwischen hat sich die Welt und damit auch der faktische Vollzug menschlicher Daseinsmöglichkeiten wesentlich verändert. Gewiß hat der Prozeß Jahrhunderte und Jahrtausende gedauert. In einer durch und durch magisch orientierten Welt kam und kommt die Bedrohtheit von Geistern, Dämonen, jedenfalls überirdischen Gottheiten her. In unserer rationalisierten Welt fürchten wir uns vor den »Segnungen« der Technik, wobei allerdings nicht zu verhehlen ist, daß dabei auch viel Magisches mitschwingt. Die nun entscheidende Folgerung ist: *Wovor* fürchtet sich eigentlich menschliches Dasein? Wie gesagt: vor der Bedrohung durch Geister, durch die Technik – nach Tschernobyl und Schweizerhalle wieder akut geworden –, aber noch vor vielem mehr. Wir leben in einer Zeit, da eigentlich alles zur Bedrohung werden kann. Die Bedrohung ist »objektivierbar«. Andererseits sind nicht nur »wirkliche«, sondern auch »angebliche« Gefahren jedem Psychotherapeuten bestens bekannt. Es dürfte klar sein, daß die Angst des Menschen keineswegs eine »objektive« Gefahr voraussetzt. Im Gegensatz etwa zum Tier, über dessen »Angst« wir wenig Bescheid wissen, ist die Angst für menschliches Dasein ein überall vorkommendes und von aktueller Bedrohung weitgehend unabhängiges Phänomen. Insofern sprechen wir von der Angst als einer natürlichen Erfahrung des Menschen. Anders verhält es sich dort, wo die *Art* der Angst oder deren *Ausmaß* selbst zu einer Bedrohung des faktischen Lebensvollzugs werden. Dann wird die Angst krankhaft. Wenn wir von der Angst sprechen, stellt sich unmittelbar die Frage, *wovor* das Dasein sich eigentlich fürchtet und *worum* es ihm dabei geht. Der Mensch weiß um seine Existenz in dieser Welt, er weiß aber auch um deren Brüchigkeit. Das Sein des Menschen wurde als ein »Sein zum Tode« bezeichnet. Wir wissen also, daß wir nicht ewig leben, daß unserem In-der-Welt-Sein ein Ende gesetzt ist, daß unsere Existenz das Nicht-mehr-dasein-Können miteinschließt. Dieses Wissen, unabhängig davon, in welcher Weise wir uns dessen bewußt sind, begründet die Angst als »normales« Phänomen. Anders verhält es sich dann, wenn die Angstbestimmtheit uns überschwemmt und unser Leben deutlich beeinträchtigt. In der Angstneurose und in den Phobien ist dies der Fall. Solche Menschen fürchten sich aber nicht nur vor dem unvermeidlichen Schicksal des Todes, sondern ebensosehr vor dem Leben. Todesangst und Lebensangst gehen Hand in Hand.

Die einfachsten Formen krankhafter Angst sind die sogenannten *Phobien*, von denen Freud bereits sagte, sie klängen in ihrer prunkenden griechischen Namensgebung wie die Aufzählung der zehn ägyptischen Plagen, nur daß ihre Anzahl weit über zehn hinausgehe[79]. Die Menschen, so zählt Freud auf, fürchten sich vor der Finsternis, vor dem Gewitter, vor geschlossenen Räumen (Klaustrophobie) oder freien Räumen (Agoraphobie), vor Spinnen, Mäusen, Schlangen. Andere wiederum finden das Wovor ihrer Angst nicht außerhalb ihrer selbst, sondern bei sich. So etwa die Hypochonder, die sich vor einer Einbuße ihrer leiblichen Gesundheit ängstigen, oder jene, die Angst haben, psychotisch zu werden, die Angst vor einem möglichen Gehirntumor oder einem Karzinom spüren. Allen diesen Ängsten scheint eines gemeinsam zu sein: Das *Wovor* der Angst ist bekannt. Wie aber verhält es sich bei den Angstneurosen, bei jenen Erkrankungen also, die scheinbar auf einer grundlosen Angst beruhen, bei der unbestimmten Angst, deren Wovor nicht bekannt ist? Unterscheiden sie sich tatsächlich von den Phobien? Die Psychoanalyse und die meisten Psychiater glauben, es handle sich um verschiedene Phänomene. Im Grunde aber ist es doch anders. Auch beim Angstneurotiker ist die Angst nicht grundlos. Auch bei ihr lassen sich Motive finden, welche die Angst auslösen. Sie sind versteckter als bei den Phobien, auch kann man ihnen nicht so leicht ausweichen. Ich habe in meiner Praxis nie erlebt, daß Angstneurotiker im Laufe der Analyse, dann nämlich, wenn sie ihre Abwehr aufgegeben haben, nicht das *Wovor* ihrer Angst gefunden hätten. Wenn wir aber sagen, das Wovor einer Schlangenphobie oder einer Höhenangst sei uns bekannt, dann bleiben wir an der Oberfläche des vom Betroffenen Vernommenen stehen. Letztlich geht es im Wovor der Angst immer um eine mögliche Gefährdung unseres jetzt gelebten Daseins. Für den einen ist diese Gefährdung erst gegeben, wenn eine wirklich objektivierbare Gefahr vorliegt. So kann ein Bergsteiger durchaus in Panik geraten, wenn er in einen Steinschlag gerät, der ihn in die Tiefe reißen könnte. Er kann auch Angst haben, wenn er beim Klettern eine fast unbezwingbare »Schlüsselstelle« überqueren muß. In einem solchen Falle kann die Angst ihm das Leben retten, falls er vernünftig genug ist, sie als solche zu erkennen und danach zu handeln. Ebenso dürfte die Angst vor einer Giftschlange nicht unbegründet sein, wenn eine solche uns beim Spaziergang begegnet. Anders verhält es sich, wenn einem Menschen bereits der Gedanke an eine Schlange oder der Anblick einer solchen in einem Bildband, Kino oder in einem geschlossenen Terrarium eine schlaflose Nacht bereitet. In gleicher Weise ist die Höhenangst »neurotisch« zu nennen, wenn wir uns nicht mehr getrauen, von einem hohen Brückengeländer in die Tiefe zu schauen, obwohl die unmittelbare Gefahr eines Absturzes nicht gegeben ist. Daraus ersehen wir, daß im Grunde jede Gefahr, ob sie nun objektiv vorhanden ist oder nicht, also bloß »eingebildet«, das gleiche Wovor hat, nämlich den Verlust unserer Existenz. Der Grad der Gefährdung hängt dann allerdings von der Festigkeit des Grund und Bodens ab, auf dem der Mensch steht. Es ist nicht schwer, meint Medard Boss[80], in den krankhaften Ängsten und pathologischen Phobien die Furcht vor der Vernichtung der eigenen »Menschlichkeitsverfassung« aufzuzeigen. Es sind immer Ängste vor der Vernichtung und dem Nicht-mehr-sein-Können. Und Viktor von Gebsattel antwortet Kierkegaard auf dessen Bemerkung, das ganze Dasein von der Mücke bis zu den Geheimnissen der Inkarnation ängstige ihn, es sei nicht die Mücke und nicht das Geheimnis der Inkarnation, das ihn ängstige, sondern jeder einzelne Inhalt sei nur der beängstigende Anlaß, »an dem er sein Nicht-sein-Können erfährt«.

In gleicher Weise müssen wir nun nach dem *Worum* der Angst fragen. Geht es ihr um den Verlust der eigenen Existenz als dem Wovor, so kann das Worum nichts anderes sein als eben diese Existenz. »Das Worum die Angst sich ängstet, enthüllt sich als das, wovor sie sich ängstet: das In-der-Welt-Sein«, sagt Heidegger[78]. Angst ist immer Angst *um* das menschliche Dasein wie auch Angst *vor* ihm. Dies klingt erstaunlich. Warum wohl sollte das Dasein sich zugleich *um* es selbst, seinen Bestand, fürchten wie auch *vor* ihm? Ersteres ist begreiflich. Aber das zweite? Boss[80] meint, dies sei deshalb der Fall, weil sich der Mensch davor fürchte, sich mit aller Kraft und allen seinen Möglichkeiten in sein Existieren einzulassen, setze er doch sein Dasein um so mehr Gefahren aus, je intensiver er lebt. Tatsächlich entspricht dies auch unserer Erfahrung. Bezeichnenderweise sehen wir dies besonders dort, wo die Angst in ihrer nackten Form auftritt, als Todesangst. Diese ist bei jenen Menschen am ausgeprägtesten, die sich am meisten vor dem freien Vollzug ihrer Lebensmöglichkeiten fürchten. Es gilt dies in zweierlei Hinsicht: Wer nicht leben kann, kann nicht sterben, und wer nicht sterben kann, kann nicht leben. Sagte nicht bereits Seneca: vivere noluit, qui mori non vult (wer nicht sterben will, wollte nicht leben; ad Luc. 30,10)? In der Angst schließt sich der Kreis von Werden und Vergehen. Sie ist eine menschliche Grunderfahrung. In ihr begegnet der Mensch seinem eigenen Tode. Aus der Begegnung mit dem eigenen Tod als der absoluten Grenze entspringt die eigentliche Bedeutung und Dringlichkeit des Daseins. Verfügten wir über eine unendlich lange Zeit, so wäre nichts dringlich, nichts wichtig, nichts wirklich[78].

So rücken wir der Bestimmung des Phänomens Angst bedeutend näher. Wir haben bisher gesehen, daß die Angst ubiquitär ist, daß jede Angst sich *vor* der Möglichkeit, nicht mehr dasein zu können, ängstet, daß es ihr immer *um* ebendieses Dasein geht und daß sie nur von der dem Dasein immanenten Grunderfahrung der Zeitlichkeit und Sterblichkeit, des Daseins als eines »Seins-zum-Tode« her verstehbar ist. Ein Weiteres kommt hinzu: Angst ist nur auf dem Hintergrund von Freiheit möglich. Darauf hat bereits Sören Kierkegaard hingewiesen, wenn auch in etwas verändertem Sinne. Freiheit ist immer mit potentieller Angst verbunden. Je größer die Freiheit für die wachsende Fähigkeit ist, sich den eigenen Möglichkeiten der individuellen Entfaltung wie auch der Vertiefung zwischenmenschlicher Beziehungen zu stellen und diese zu verwirklichen; je größer das ständige Wagnis ist, sich auf neues Gebiet zu wagen, desto größer wird die Angst. Fürchtet sich aber der Mensch vor der Freiheit, wird die Angst krankhaft. Kierkegaards Ausdruck für die Persönlichkeitsstruktur, die wir heute neurotisch nennen, ist Verschlossenheit. Der verschlossene Mensch ist nicht *mit* sich eingeschlossen, sondern *von* sich sowie von anderen ausgeschlossen. Die Kennzeichen dieser Persönlichkeit sind Starrheit, Unfreiheit, Leere und Langeweile.

Mit diesen Aussagen sind bereits Möglichkeiten angedeutet, die in besonderer Weise ein normatives Verhalten der Angst gegenüber ermöglichen. Heidegger meinte bereits, Besinnung lehre uns erkennen, daß der Tod uns zur Übernahme der eigenen Existenz aufruft, daß er die Unwiderruflichkeit unserer Entscheidungen offenbare, uns aufrufe zum eigentlichen und eigenen Leben in Freiheit und Selbstverantwortung. Die Betrachtung des Todes sei ein Schlüssel, um die Zeit, die Zeitlichkeit als Grund und Grenze, als Horizont des menschlichen Seins freizulegen. »Das Freisein *für* das eigenste Seinkönnen und damit für die Möglichkeit von Eigentlichkeit und Uneigentlichkeit zeigt sich in einer ursprünglichen, elementaren Konkretion in der Angst«.[78, 81]

Bei der Herzneurose spielt, wie wir aufgezeigt haben, die Angst eine zentrale Rolle. Hier zeigt sich einmal mehr die Fragwürdigkeit, Phobie und Angstneurose unterscheiden zu wollen. Es wird zwar von Herzneurose, von Herzphobie und sogar von Infarktphobie gesprochen. Schaut man genauer hin, so werden diese Ausdrücke zumeist synonym verwendet. Was heißt denn schon »Herzphobie«? Und warum kommt dieser »Phobie« ein derart zentraler Stellenwert zu, daß die daran Leidenden kaum mehr zum Leben fähig sind? Die Antwort liegt an sich auf der Hand, wenn wir wieder bedenken, daß das Herz wie kaum ein anderes Organ *Leben* bedeutet, Leben aber nicht nur im biologischen Sinne, sondern auch im Sinne des mitmenschlichen Daseins, der Beziehungen des Menschen zur Welt, zu seinen Mitmenschen. Dies ist letztlich der ausschlaggebende Sinn der Herzangst: daß die Beziehungen, die sowohl Liebe wie Freiheit einschließen, zerrissen werden könnten. Dies ist keineswegs nur eine Wortspielerei, wie man annehmen möchte. Ludwig Binswanger[82] hat dies klar formuliert: Wir sollten auf die Sprache achten, auf die Umgangssprache im besonderen. Von ihr können wir am meisten lernen, verfährt sie doch von jeher in hohem Grade »phänomenologisch« und nicht diskursiv. Die Umgangssprache spricht dem Herzen »Vertrauen« zu; die Herzangst ist ein Einbruch in das Ur-Vertrauen, dessen der Mensch bedarf, nicht nur zum Über-Leben, sondern zum Leben schlechthin.

Ein solches Urvertrauen ist nur in Freiheit möglich. Sonst bleibt dem angstgepeinigten Menschen nur eine von zwei Möglichkeiten übrig: sich einzumauern oder zu flüchten. Die erste Möglichkeit bedeutet den Rückzug in eine scheinbar gesicherte Welt des Zwangs und damit die Gefahr der koronaren Herzerkrankung. Die zweite führt zum Rückzug aus allen lebensrettenden mitmenschlichen Beziehungsmöglichkeiten, zur Isolierung und Selbstaufgabe.

Für den Therapeuten liegt somit vieles auf der Hand. Angst, auch wenn sie krankhafte Ausmaße angenommen hat, kann nicht ohne Schaden verdrängt werden. »Ein Handgemenge mit der Angst« sei zwar möglich, meint von Gebsattel, aber sinnlos. Mit der Angst zu kämpfen gleiche einem Schattenboxen.

Auch die Flucht vor der Angst ist ein Selbstbetrug. Alle Methoden der Angstabwehr »konservieren die Urangst«, statt sie aufzulösen. Nur wer sich um die Entschlüsselung seiner »Ängste« bemüht, kann die Angst, die ihm als Sterblichem zu eigen ist, tragen und ertragen. Vielleicht muß dies wieder gelernt werden. Die Angst, so sagte bereits Kierkegaard, könnte unser bester Lehrer sein.

Therapeutische Aspekte psychosomatischer Herz-Kreislauf-Erkrankungen

Gib Worte deinem Schmerz: Gram,
der nicht spricht, preßt das
beladne Herz, bis daß es bricht.

Shakespeare

Marlis Gassmann

Erfahrungen mit Herzpatienten in der Allgemeinpraxis

Die folgenden Erfahrungszahlen beruhen auf einer statistischen Auswertung in einer Allgemeinpraxis in städtischen Verhältnissen.

Tabelle: Herzpatienten in einer Allgemeinpraxis 1987

Total Patienten			1820 Patienten
		=	100 %
Koronare Herzkrankheit	74		
Herzinsuffizienz/Hypertonie	176		
Rhythmusstörungen (davon 173 funktionell-nervös bedingt)	261		
Stoffwechselstörungen	31		
By-pass Operierte	5		
	547	=	30 % aller Patienten/Jahr

Von 1820 Patienten im Jahre 1987 meldeten sich 547 Patienten mit Herzbeschwerden, das sind 30 Prozent. Knapp die Hälfte dieser Patienten (261) leiden unter Störungen des Herzrhythmus. Zählt man von diesen die organisch bedingten Herzrhythmusstörungen ab, verbleiben 173 Patienten mit rein funktionell-nervösen Störungen der Herztätigkeit. Mit anderen Worten: Etwa ein Drittel aller Herzpatienten weist harmlose, nicht lebensbedrohende, meist durch seelische Konflikte ausgelöste Störungen der Herzfrequenz auf, die sich entweder durch psychosomatische Betreuung oder allein schon durch die beruhigende Tatsache, daß keine organische Läsion vorliegt, beheben lassen. Die koronare Herzkrankheit ist gegenüber der

Herzinsuffizienz, bedingt durch hohen Blutdruck, viel weniger häufig, als angenommen wird (74 respektive 176 Patienten), die restlichen 31 Patienten litten an Stoffwechselstörungen des Herzmuskels, bedingt durch Diabetes mellitus, Dysfunktion der Schilddrüse oder Kardiomyopathie. Weitere fünf Patienten meldeten sich zur Kontrolle nach Herzkranzgefäßoperationen.

Patienten mit Herzbeschwerden sind in der Allgemeinpraxis häufig. Auch der nicht speziell ausgebildete Allgemeinpraktiker verfügt über ein solides Grundwissen, um anhand der *Krankengeschichte, der klinischen Untersuchung* und mittels zusätzlichen, einfachen *Hilfsmethoden wie Elektrokardiogramm, Lungen-Herz-Röntgenaufnahme und Blutanalysen*, wenn nicht die definitive Diagnose zu stellen, so doch wichtige Triageentscheide fällen zu können. Relativ rasch wird er bestimmen müssen, welche Patienten ohne weitere Abklärungen in der Praxis behandelt werden können und welche Patienten er weiteren Untersuchungen beim Herzspezialisten oder in einer Klinik zuführen soll.

Weitaus der größte Anteil von Herzpatienten, die sich in der Praxis melden, profitieren von der gut ausgebauten ärztlichen Grundversorgung und bedürfen keiner klinischen Untersuchung oder Behandlung.

Der Anteil der Patienten mit Herzbeschwerden umfaßt alle Altersstufen ab zirka 20 Jahren bis ins Alter. Generell läßt sich sagen, daß im Alter zwischen 20 und 30 Jahren neurovegetative Störungen überwiegen und bei beiden Geschlechtern etwa gleich häufig vorkommen; daß zwischen 30 und 40 Jahren vermehrt Männer anzutreffen sind, die unter dem Streß des Existenzkampfes leiden und bei denen funktionelle Störungen die organischen Läsionen noch überwiegen, während bei Patienten über 40 Jahren die echten organischen Herzkrankheiten überhandnehmen. Nach 60 tritt die koronare Herzkrankheit (Erkrankung der Herzkranzgefäße) in den Vordergrund.

Spezielle therapeutische und psychologische Probleme stellen sich bei der Frau in der Menopause, wo organische Erkrankungen oft von funktionell nervösen oder hormonellen Störungen überlagert oder gar kaschiert werden. Oft entscheidet es sich bei diesen Fällen erst während der Therapie, respektive im Wechsel verschiedener Behandlungsstrategien, ob die Herzstörung funktionell oder organisch bedingt ist.

Einen breiten Raum in der Erkennung, aber auch während der Behandlung von Herzkrankheiten nimmt das regelmäßige ärztliche Gespräch ein. Gilt es doch, den kleinen und großen seelischen Konflikten unserer Patienten auf den Sprung zu kommen, die über den psychischen Druck zur Belastung des Herz-Kreislauf-Systems führen und die, wenn immer möglich, eliminiert werden müßten, soll die medikamentöse Behandlung den vollen Erfolg zeitigen. Umgekehrt gilt es die Rückkoppelung zwischen organischen Störungen wie Rhythmusstörungen und der damit ausgelösten Angst, die wiederum schädlich auf den Kreislauf wirkt, zu unterbrechen. Kann der Patient von lebensbedrohlicher Angst (und Herzstörungen werden immer als solche empfunden) befreit werden, hat man bei der Behandlung der Herzpatienten schon viel gewonnen.

Die Erfahrung zeigt, daß die Befreiung von der Angst, an einer echten Herzkrankheit zu leiden, bei Neurovegetativen bereits zur definitiven Heilung führen kann. Inwiefern sich nicht bewältigte Konflikte dann in anderen Organstörungen manifestieren, bleibe dabei dahingestellt.

Das Gespräch allein befreit den funktionellen Herzpatienten natürlich noch nicht von seinen ernsthaften Bedenken. Es bedarf des Beweises, daß er organisch herzgesund ist: Normale Herzstromkurven in Ruhe und unter Belastung, fehlende Herzvergrößerung, die Abwesenheit von krankhaften Herzgeräuschen, normaler Blutdruck und normale Blutbefunde stellen die untrüglichen Zeichen dar, daß keine echte Herzkrankheit vorliegt. Treten die Herzstörungen trotz dieser überzeugenden Beweise weiterhin auf und lassen sie sich auch durch längere beruhigende Gespräche oder psychotherapeutische Bemühungen nicht beseitigen, wirken neurovegetativ dämpfende oder entspannende Medikamente oft Wunder. Falsch ist es, diese Präparate schon bei der ersten Konsultation einzusetzen, denn bei raschem Ansprechen auf diese hält es der Patient häufig nicht mehr für nötig, den Konflikten auf den Grund zu gehen. Anstatt das Übel bei der Wurzel anzupacken, weichen er und sein behandelnder Arzt in den Raum der medikamentösen Verdrängungstherapie aus. Langjährige, wenn nicht lebenslange Medikamentenabhängigkeit kann dann die Folge sein. Organische Störungen werden gezielt medikamentös oder operativ angegangen. Die moderne Medizin kennt heute verschiedene neue Verfahren, die es erlauben, selbst schwere Herzerkrankungen erfolgreich zu behandeln. Diese Methoden wie mechanische Ausweitung von Herzkranzgefäßen durch Ballonsonden, Thrombolyse, By-pass- oder Herzklappenoperationen sind aber nicht mehr die Domäne des praktischen Arztes. Seiner guten klinischen Ausbildung aber bedarf es, um solche Patienten rechtzeitig dem Spezialisten zuzuführen. Ärztliche Erhebungen und mehrwöchige bis mehrjährige Beobachtungen am Patienten bilden die Basis für die klinische Untersuchung und Behandlung.

Die Nachbetreuung der aus der Klinik entlassenen Herzpatienten stellt eine weitere wichtige Tätigkeit des praktischen Arztes dar. Permanente Weiterbildung des Praktikers ist notwendig, damit er sich in den wechselnden Behandlungsmethoden und der Vielzahl von hochaktiven Medikamenten zurechtfindet.

In der ärztlichen Sprechstunde sind anamnestische Angaben über Herzbeschwerden oft hinweisend auf primär seelische Probleme. Nach Ausschluß organischer Ursachen für derartige Herzsymptome muß deshalb in eingehenden Gesprächen nach der tieferen Ursache für Druck auf dem Herzen, Beklemmungsgefühle, Herzjagen oder Herzstottern gefragt werden. Die Steuerung der Herzfunktion obliegt dem vegetativen Nervensystem. Dieses ist psychosomatischen Einflüssen stark unterworfen. Naturgemäß wirken sich Störungen im psychischen Wohlbefinden sofort über den Sympathikus am Herzen aus, sei es, daß es zu Pulsbeschleunigungen oder zu -verlangsamungen kommt, die beide extreme Ausmaße erreichen können, so daß es auch zu körperlicher Beeinträchtigung der Kreislauffunktion kommt. Selbstverständlich ist nicht jedes Herzklopfen Hinweis auf eine eigentliche Herzkrankheit. Die Bandbreite der Reaktionsmöglichkeiten des Herzens ist relativ groß, so daß sich das Herz auch wechselnden psychosomatischen und damit auch vegetativen Einflüssen gewachsen zeigen kann, ohne daß es bereits zu ernsthaften Störungen kommen muß. Bedrohlich sind Gefäßkontraktionen der Herzkranzarterien, da sie, wenn sie eine gewisse Zeit anhalten, zum gefürchteten Herzinfarkt führen können. Der Tonus, der Spannungszustand der Gefäße, ist ebenfalls vom vegetativen Nervensystem abhängig, und es leuchtet deshalb ohne weiteres ein, daß psychosomatische Einflüsse auf dem Wege lang anhaltender Gefäßkontraktionen an den Herzkranzgefäßen zur bedrohlichen Herzkrankheit führen können. Aber nicht nur die direkte Beeinflussung des Gefäßtonus kann dem Herzen auf die Dauer schaden. Die Gefäßperipherie ist denselben vegetativen Regulationsmechanismen unterworfen, wie es die Herzgefäße sind. Anhaltende Vasokonstriktion durch innere Spannung und einseitiges Übergewicht des Sympathikotonus führen zu einer Druckerhöhung im gesamten Kreislauf und können sich durch vermehrte Belastung der Herzmuskulatur auf die Dauer ebenfalls am Herzen schädlich auswirken. Lang anhaltender Hochdruck im großen Kreislauf führt mit der Zeit zur Schädigung der Herzmuskulatur und zu deren Erschlaffung mit konsekutiver Rückstauung des Blutes in Lungen, Leber und der Peripherie. Es kommt zur sogenannten Herzinsuffizienz. Es braucht nicht besonders betont zu werden, daß Gefäßspasmen an den Herzkranzgefäßen und Hypertonie sich in ihrer krankmachenden Wirkung auf das Herz gegenseitig potenzieren. Andere schädliche Einflüsse, die von außen her am Herzen wirksam werden, sind zum Beispiel Gefäßgifte (Nikotin) oder Stoffwechselstörungen, wie sie bei der Zuckerkrankheit bekannt sind. Sehr oft führen ja auch psychosomatische Belastungen zu einem vermehrten Nikotinkonsum oder auch zu einer abnormen Lustbefriedigung durch vermehrte Nahrungsaufnahme, die bei gewissen Personen mit der Zeit durch Übergewicht und Verfettung der Bauchspeicheldrüse zur Zuckerkrankheit führen kann.

Einige Beispiele aus meiner Praxis sollen dies belegen:

1. Martha M., eine 65jährige Lehrerin, kam zu mir mit einer Herzsymptomatologie, die sich erst im Alter im Anschluß an die vorzeitige Pensionierung ihres Ehemannes entwickelt hatte. Sie litt an nächtlichem Herzjagen, an Schweißausbrüchen

und schwerer Schlafstörung. Seit ihrer Kindheit hatte sie dem eigenen Körper gegenüber eine ängstliche Grundhaltung. Dazu kamen Migräneanfälle und stete Angst vor einer ernsthaften organischen Erkrankung, die sich bis zur Krebsangst steigerte. Anläßlich der ersten Begegnung im Sprechzimmer fiel die kleine, unscheinbar wirkende Patientin mit ihren kindlichen Zügen durch ängstlich verhaltene Bewegungen auf. Sie saß immer auf der vordersten Stuhlkante und hielt den Oberkörper steif und gerade. Der Blick war erwartungsvoll und hilfesuchend auf mich gerichtet.

Martha M. ist in ländlichen Verhältnissen aufgewachsen. Der Vater war ein frommer und pflichtbewußter Buchhalter, die Mutter demgegenüber weich, sensibel, angeblich hysterisch; sie entwickelte Herzanfälle, die jedesmal den Einsatz eines Notfallarztes notwendig machten. Die Patientin erinnert sich an ein Ereignis, das sie etwa in ihr eigenes viertes Lebensjahr datiert: Anläßlich eines solchen Herzanfalles mußte die Mutter der Patientin das Bett hüten. Da der Zustand der Mutter besorgniserregend schien, veranlaßte der Vater die Familie, vor dem Bett hinzuknien und für die Gesundheit der Mutter zu beten. Obwohl die Mutter nach Eintreffen des Arztes auf mirakulöse Weise rasch wieder genas, prägte sich das Bild der in ohnmächtigem stummem Gebet verharrenden, knienden Familie unserer Patientin tief ein. Weitere ähnliche Attacken und theatralische Inszenierungen der vermeintlich schwer herzkranken Mutter, verbunden mit Warnungen des Vaters vor drohenden weiteren Herzanfällen bei Ungehorsamkeit der Kinder, führten bei unserer Patientin mit der Zeit zu einer überangepaßten Sorge um das psychische und physische Wohlergehen der Mutter. Schon beim geringsten Widerspruch ihrer Mutter oder den Eltern insgesamt gegenüber entwickelte Martha M. Gewissensbisse, die sie veranlaßten, in Zukunft jedes Wort auf die Waagschale zu legen. Diese Haltung ging schließlich so weit, daß Angstempfindungen auftraten, wenn sich die Patientin dabei ertappte, etwas zu denken, was sich mit den Überzeugungen der Eltern nicht deckte. Die unbewußte Tyrannei der Mutter, gefördert durch das Verhalten des Vaters, zwang den Kindern eine sklavische Haltung den Eltern gegenüber auf. Sie blieben auf ihre Art kindlich und waren deshalb auch nicht in der Lage, eigene Gedanken und eigenes Erleben zu entwickeln. In späteren Jahren entwickelte die Schwester natürliche Widerstände, wurde rebellisch und deshalb zum schwarzen Schaf gestempelt, das sich nicht familienkonform verhalten konnte. Das rebellische Verhalten allein genügte nicht, um die Schwester der Patientin den Familienpsychoterror ertragen zu lassen, sie bedurfte später einer psychotherapeutischen Behandlung. Ganz anders die Patientin, die sich den Eltern psychisch völlig unterwarf und vollkommen abhängig wurde. Eigene Meinungen konnten sich so nicht entwickeln, und es kam zu einer frustrierenden Unterdrückung der eigenen Emotionalität. Für die Bewältigung eigener psychischer Konflikte erhielt die Patientin von seiten ihrer Eltern keine befolgenswerten Beispiele oder lehrreichen Anweisungen.

In Schule und Beruf entwickelte sich die Patientin sehr erfolgreich, da sie äußerst gewissenhaft war und alle Anweisungen der Lehrer und Vorgesetzten befolgte. Sie heiratete nach ihrer beruflichen Ausbildung einen zwei Jahre jüngeren Mann, ebenfalls Lehrer wie sie, mit dem sie in herzlicher Zweisamkeit, aber in einer inneren »Kollusion« lebte. Die Geburt des ersten Kindes störte diese Form der Verbindung, da nun das Interesse ihres Mannes nicht mehr ausschließlich auf die Patientin beschränkt blieb, sondern sich natürlicherweise auf das Kind ausdehnte. Die Patientin entwickelte eine schwere Eifersucht auf die Tochter, die schließlich in Haßgefühle umschlug. Die Tochter reagierte entsprechend und wurde anorektisch (magersüchtig).

Nach längeren Gesprächen ließ sich ein psychologisches Grundmuster erkennen, das möglicherweise Ursache der obengenannten Störungen war: Nach der Pensionierung erweiterte der Ehemann seinen Freundeskreis, trat also wiederum aus der inneren Kollusion aus und gab sich nicht mehr ausschließlich mit der Patientin ab. Die uneigennützige Hilfestellung des Mannes für eine ältere Berufskollegin löste bei der Patientin Eifersuchts- und Haßgefühle aus. Dies ging schließlich so weit, daß jedes höfliche Gespräch ihres Ehemannes mit irgendeiner weiblichen Person Herzsymptome auszulösen vermochte. Aussprachen zwischen der Patientin und ihrem Mann führten in der damaligen Phase zu keiner Besserung der eigenen psychischen Empfindlichkeit und der körperlichen Symptome. Das Herzjagen war oft so stark, daß die Patientin dämpfende Medikamente, sei es als längerdauernde Tablettenbehandlung oder im Notfalle in Form von Injektionen, benötigte.

In dieser Phase hatte die Patientin einen aufschlußreichen Traum, bei dessen Analyse schließlich eine Krankheitseinsicht erfolgte, die zur Heilung führte:

Im ersten Teil des Traumes sieht sie sich als graue Maus, die sich bei der Begegnung mit den Frauen, die sich in ihre Zweierbeziehung eingemischt hatten, zu einem Vampir »mausert«, der schließlich diese Frauen erwürgt und aussaugt. Im zweiten Teil des Traumes sitzt sie auf dem Gepäckträger eines Fahrrades, das vom Mann gesteuert wird. Vor einem Stopplicht muß der Mann abbremsen und warten. Die Lichtsignalanlage bleibt auf Rot stehen, und zwar so lange, bis der Mann, ungeduldig geworden, zu seiner Frau sagt: Steig doch ab, dann wird es endlich grün.

Während im ersten Teil des Traumes die Haßreaktion auf die angeblichen Rivalinnen überwog und das Problem nur durch die leibliche Beseitigung der Frauen lösbar schien, setzt sich im zweiten Teil die im Traum vorweggenommene Erkenntnis durch, daß wahrscheinlich die ängstliche Belastung ihres Gefährten, ihres Ehemannes, durch ihre erwartungsvoll klammernde Haltung das entscheidende Hindernis für die »Weiterfahrt« darstelle. Mit dem Absteigen vom Rad bringt die Patientin zwar ein Opfer bezüglich ihres Komforts, ermöglicht es dem Manne aber, sein Gefährt wieder in Gang zu setzen, da das Hindernis beseitigt worden ist.

Die Patientin hat lange gebraucht, bis sie sich selbst zu der Erkenntnis durchringen konnte, daß ihre eigene ängstliche Grundhaltung und das Sich-an-den-Mann-Klammern das eigentliche Hindernis für das eheliche Zusammenleben darstellten und andererseits dieses Verhalten in einer Erwartungshaltung dem Mann gegenüber gipfelte, ähnlich der Situation, die sie in ihrer eigenen Jugend bei ihrer Mutter erlebt hatte: Flucht vor den Problemen in manifeste Herzreaktionen.

Martha M. war sehr vernünftig und konnte schließlich auf sämtliche Medikamente verzichten, ohne daß sich bis heute je wieder Herzjagen in beängstigender Weise eingestellt hätte.

2. Der Fall des Dino D. ist von der Problematik her einfacher, für den Zusammenhang zwischen psychischer Belastung und vegetativer Herzreaktion aber geradezu exemplarisch.

Der 32jährige Italiener, der seit zehn Jahren in der Schweiz als Techniker arbeitet und gut angepaßt scheint, hat sich mit einer Italienerin verlobt. Er kommt notfallmäßig in die Sprechstunde wegen Herzstechens und des Gefühls, nicht mehr frei atmen zu können, verbunden mit Schwindelgefühlen. Der Patient ist organgesund. Während der Untersuchung gesteht er, daß er eigentlich in einer Stunde auf dem Standesamt erscheinen müsse, daß er sich aber wegen dieser Herzbeschwerden nicht imstande fühle zu heiraten. Dementsprechend habe er den Termin abgesagt. Auf Calcium i.v. und Lexotanil beruhigt sich der Patient, meldet sich aber arbeitsunfähig, da der Schwindel anhält. Etwa eine Woche später kommt er erneut in die Sprechstunde mit den gleichen Beschwerden und Herzjagen. Ich erkundige mich natürlich sofort nach dem neuen Hochzeitstermin und erfahre, daß dieser auf den morgigen Tag angesagt sei. Auf nochmalige Calciuminjektion gelingt es, den Patienten so weit zu beruhigen, daß er mutig den Schritt zur Heirat wagt. Zwei Tage nach der Hochzeit kommt der Patient strahlend in die Sprechstunde, alle Beschwerden sind vorbei. Seither hat er nie mehr irgendwelche Störungen kardialer Art gehabt.

3. Ernst E., ein 50jähriger, 130 kg schwerer und 175 cm großer Mann von cholerischem Typus, tyrannisch, autoritär, mit deutlicher »Großmannssucht«, die sich darin äußert, daß er immer zwei bis drei Geschäfte gleichzeitig anpackt. Der »Hansdampf in allen Gassen« stößt in Gesellschaft als Besserwisser nicht unbedingt auf entgegenkommendes Verständnis. Er will lieber mit dem Kopf durch die Wand, als daß er durch lange diplomatische Umwege zum Ziele gelangen möchte. Er ist ein ausdauernder Jäger, der auf Hochgebirgsjagd geht, und ein passionierter Fischer. Zu Hause hält er sich einen Bluthund. Beruflich steht der Patient in leitender Position. Gleichzeitig

steht er als Direktor einer Privatschule vor. Die Kombination dieser Funktionen führte zu erheblichen Schwierigkeiten: Der Patient gibt sowohl die leitende Position in einer Firma auf als auch die Direktion der Privatschule. Er macht sich selbständig, scheitert und macht Konkurs. Daraufhin gelingt es ihm, eine führende Stellung gleichzeitig in zwei Großgeschäften einzunehmen, während immer noch das Konkursverfahren gegen seine eigene Firma läuft.

Seine Frau ist ein typischer Heimchentyp, lieb, schlank, einfältig und unselbständig. Sie nimmt widerspruchslos die Anweisungen ihres Mannes entgegen und läßt sich auch von ihm in Gesellschaft nötigenfalls zurechtweisen. Der Ehe entstammen zwei Töchter. Die eine Tochter heiratet später, gegen den Willen des Vaters natürlich, einen Araber, mit dem sie ein Kind hat. Sie lebt seither von der Familie getrennt. Der Vater setzt nun die ganze Hoffnung auf die zweite Tochter, die seinen Erwartungen einigermaßen entgegenkommt. Aber auch hier ist Rebellion spürbar, was den Vater entsprechend »auf die Palme« bringen kann.

Der Patient leidet an Migräneanfällen mit Schweißausbrüchen, Erbrechen und Präkollaps, Hypertoniekrisen, Blutdruckanstiegen auf 260/130 mit entsprechenden Kopfschmerzattakken und einem allgemein bedrohlichen Zustandsbild. Wegen dieser bedrohlichen Attacken muß der Patient auf die Intensivstation einer medizinischen Klinik eingewiesen werden. Sämtliche Untersuchungen bezüglich einer bösartigen Hypertonie, einer Stoffwechselstörung wie Diabetes oder übersteigerte Schilddrüsenfunktion fallen negativ aus. Auch eine Gefäßerkrankung im Bereich der Nierenarterien kann ausgeschlossen werden.

Im Spital richtet sich der Patient, selbstverständlich auf der Privatabteilung weilend, ein Privatbüro mit Telefon- und Telexanschluß ein und ist imstande, zwischen den Untersuchungen wichtige Geschäfte abzuwickeln, was für die Krankheit nicht gerade förderlich ist. Bereits nach vier Tagen sind die Untersuchungen abgeschlossen, und der Patient verläßt, mit allen möglichen antihypertensiven Medikamenten ausgestattet, das Krankenhaus. Trotz regelgerecht durchgeführter Antihypertoniebehandlung läßt sich der Blutdruck, solange der Patient noch mit den Problemen des Konkurses und der Einarbeitung in die neuen Geschäfte befaßt ist, nicht genügend senken. Obwohl regelmäßige ärztliche Kontrollen vom Spital her angeordnet sind, läßt sich der Patient ein Jahr lang nicht mehr in der Sprechstunde sehen, beauftragt aber Frau oder Tochter, beim Arzt Rezepte für die Hypertoniebehandlung zu beschaffen. Nachdem sich die geschäftliche Situation einigermaßen beruhigt hat und keine existenzbedrohenden Gefahren am Horizont mehr bestehen, läßt Ernst E. nach einer zweiten Hypertoniekrise, die allerdings keinen Spitalaufenthalt mehr nötig machte, endlich überzeugen, daß er ernsthaft an sich selbst arbeiten müsse. Er stürzt sich mit dem bekannten Eifer in eine Abmagerungsdiät, nimmt in kurzer Zeit 30 kg ab, der Blutdruck sinkt auf praktisch normale Werte, die Dosis und die Zahl der Medikamente können drastisch verringert werden.

4. Franz F., ein 61jähriger Mann mit zwei erwachsenen Söhnen, Inhaber eines eigenen Bodenlegergeschäfts, leidet an Koronarsklerose. Er wird von seiner Mutter und seiner Frau dominiert. Die Mutter, die jetzt im Altersheim wohnt, besteht auf täglichen Besuchen des Sohnes und ist imstande, ihn nachts telefonisch aus dem Bett zu holen, wenn er sie einmal vergessen hatte zu besuchen. Die Ehefrau ist eher darauf bedacht, daß das Geschäft läuft, und treibt den Mann förmlich zum Geldscheffeln an. Er selbst ist sehr arbeitsam, läßt sich aber durch die Haltung der Frau zusätzlich hetzen und arbeitet bis zum äußersten Anschlag. Aus Sparsamkeitsgründen arbeitet er allein und steht deshalb immer unter Zeitdruck. Ferien und Pausen kennt er nicht. Bis zum Auftreten der ersten Herzbeschwerden vor ca. zehn Jahren war der Patient ein starker Raucher. Die Anweisungen der behandelnden Ärztin, insbesondere den Rat, das Rauchen aufzugeben, befolgt er minuziös und sofort. Der Patient wirkt ängstlich gespannt, er beobachtet sich selbst und mißt sich täglich fünfmal den Puls sowie mehrmals den Blutdruck. Es besteht eine emotional variable Hypertonie bis 220 systolisch und maximal 200 diastolisch. Die Hypertonie läßt sich mit Adelaphan, Esidrex gut beherrschen. Das Cholesterin ist mit 350 mg% erhöht.

Trotz der nun eingeleiteten antihypertensiven und koronardilatorischen Therapie kommt es, da der Patient seinen Arbeitsrhythmus nicht ändert, zur Katastrophe: Er muß wegen eines Herzinfarktes hospitalisiert werden. Im Anschluß an diese Erkrankung wird ein vierfacher koronarer By-pass angelegt. Die postoperativen kardiologischen Kontrollen fallen befriedigend aus, selbstverständlich ist die Leistungsfähigkeit nicht mehr dieselbe wie vor der Operation. Die durch Herzsymptome bedingte Leistungsminderung beträgt etwa 50 Prozent. Dies macht dem Patienten sehr zu schaffen, und er muß wegen depressiver Verstimmung behandelt werden. Eine offenbar erst seit der Operation bestehende sexuelle Impotenz führt zu Minderwertigkeitsgefühlen und verstärkt die depressiven Symptome. Die Potenzstörung läßt sich immer wieder durch Zuspruch und adjuvante Hormontherapie beheben.

Der Patient selbst steht unter dem Eindruck, daß ihm die Operation eigentlich nicht den gewünschten Erfolg gebracht habe: Die Arbeitsleistung ist herabgesetzt, und die Potenzstörung scheint dem Patienten eine unmittelbare Folge des operativen Eingriffes am Herzen zu sein. Er bemüht sich, durch eiserne Disziplin seine Leistungsfähigkeit zu verbessern: Er hält sich streng an die ihm vorgeschriebene Diät und nimmt 10 kg Gewicht ab, der Blutdruck normalisiert sich, Medikamente gegen die Hypertonie sind nicht mehr notwendig. Intellektuell kann er das Ereignis des Herzinfarktes nur sehr schlecht verarbeiten: Es will ihm nicht in den Kopf, daß dies ausgerechnet ihm passieren mußte, und er will sich nicht damit abfinden, daß er nicht mehr so intensiv arbeiten kann wie früher. Es treten neben den zeitweise depressiven Störungen nun auch in Ruhe Depressionsgefühle über dem Herzen auf, obwohl weitere kardiologische Kontrollen keine Verschlechterung des Zustandsbildes und der Herzdurchblutung ergeben. Im Verlaufe von drei Jahren nach der Operation treten seine beiden Söhne in das Geschäft ein und nehmen ihm die Schwerarbeit ab. Diese körperliche, aber auch psychische Entlastung führt zu einer schlagartigen Verbesserung des Befindens des Patienten: Die Depressionen und die Herzbeschwerden verschwinden vollständig. Der Patient wirkt ausgeglichener und findet sich nun plötzlich mit seinem verminderten Leistungsvermögen ab. Er bleibt weiterhin in seinem Beruf tätig, der ihm nun, da er nicht mehr bis zum äußersten Anschlag arbeiten muß, auch viel mehr Befriedigung bietet. In der folgenden zweijährigen Nachbeobachtungszeit sind keine wesentlichen Erkrankungssymptome mehr aufgetreten.

5. Sabine S., eine 78jährige Frau aus wohlhabendem Hause, erlebte eine unbeschwerte, frohe Jugend. Sie wurde vom Vater gehätschelt und abgeschirmt, zusammen mit ihrer ebenfalls sehr verwöhnten Schwester in einem Milieu bürgerlicher Geborgenheit aufwachsend. Mehr praktisch als intellektuell begabt, dafür aber mit einer Spürnase für geschäftliche Angelegenheiten ausgestattet, absolvierte sie nach der Schule eine Ausbildung als Arztgehilfin, dies vor allem auch, weil sie sich in einen prächtigen Corpsstudenten, Mediziner, verliebt hatte, mit dem sie alle studentischen Anlässe besuchte und wegen ihrer Schönheit auch viel beachtet wurde. Ihr Geliebter, ein eher verschlossener, egozentrischer, um nicht zu sagen schizoider Mann, bewachte die Angebetete sehr eifersüchtig. Mögliche Rivalen, auch wenn sie in Tat und Wahrheit keine waren, wurden mit Worten, nötigenfalls auch Gewalt, einmal sogar mit einer Pistole bedroht. Dieser Mann, ebenfalls aus »besserem« Hause, katholisch streng erzogen, hatte eine Internatsausbildung in einem Jesuitengymnasium hinter sich. Die beiden charakterlich sicher sehr gegensätzlichen Typen ergänzten sich aber in der Arbeit ausgezeichnet: Der Mann, ein sehr guter Arzt mit geschickten Händen, geschäftlich völlig unbegabt, und die Ehefrau, eine hervorragende Organisatorin, die alles Geschäftliche und Finanzielle zusammenhält, bilden ein Paar, das sämtliche Stürme der Nachkriegszeit, Inflation in Deutschland, Krisenzeit in der Schweiz, Krankheit des Mannes (Tuberkulose) mit vorübergehender Praxisaufgabe und dreijährigem Kuraufenthalt in Arosa übersteht und trotz verschiedener finanzieller Rückschläge immer wieder obenauf schwimmt. Dem Ehepaar werden fünf Kinder geboren, die wegen des abgelegenen Arbeitsortes der Eltern teilweise und längere Zeit in Internaten erzogen werden.

Während die Töchter schulisch keine Mühe haben, ist der

einzige Sohn, der ebenfalls sehr verwöhnt wird, ein ausgesprochener Schulversager, obwohl er eine gute bis sehr gute Intelligenz aufweist. Trotz allem schafft er nach langer Zeit das Abitur und schlägt ebenfalls die Laufbahn als Arzt ein. Bezüglich der praktischen manuellen Fähigkeit schlägt er ganz seinem Vater nach und wird ein erfolgreicher Arzt.

Hinter dieser gesellschaftlich glänzenden Fassade dräute schwarzes Gewölk: Die Gesundheit des Mannes ist nicht eben die beste, Diabetes, Hypertonie, Übergewicht, Nikotinabusus. Die stete Sorge um den oft kranken Mann zehrt auch an den physischen und psychischen Kräften der Frau, die mehr und mehr für das Wohl der Familie aufkommen muß und sich in zunehmendem Maße sehr dafür verantwortlich fühlt, oft sogar so stark, daß sie ihren Mann langsam unter ihre Knute nimmt. Dieser weiß sich dieser »Bevormundung« oft geschickt zu entziehen. Die Frau ist gezwungen, gelegentlich Nachforschungen über ihren eigenen Mann anzustellen. Die darauffolgenden »Gewitterentladungen« treffen auch die Kinder, die vom Vater streng gehalten und in ihrer persönlichen Entwicklungsfreiheit erheblich eingeschränkt werden. Bis zwanzig, aber auch später dürfen die Mädchen keine festen Freunde haben, müssen um 22 Uhr zu Hause sein und überhaupt jedesmal fragen, wenn sie, auch nachdem sie volljährig geworden sind, abends ins Theater oder ins Kino gehen. Die Mädchen sind mehrheitlich dem Vater durch Wohlverhalten dienlich, obwohl sie darunter erheblich leiden. Der Sohn selbst wird immer noch verwöhnt und verzogen, scheinbar geht es ihm psychisch besser als den Töchtern. Die Familie besitzt ein großes Haus, ein Boot auf dem Zürichsee und ist in der Gesellschaft sehr angesehen. Die Kinder können sich gut verheiraten, die Zukunft scheint für alle und alles geregelt.

Erste Risse in der Fassade zeigen sich 1973 mit der schweren Herzerkrankung des Ehemannes. Er ist damals 73jährig und arbeitet immer noch voll in der Praxis. Wegen dieser Erkrankung ist er bis zu seinem Tode im 75. Lebensjahr nur noch teilweise arbeitsfähig. Die Frau selbst ist ungebrochen tätig, ja sogar übereifrig, und hält den ganzen Praxisbetrieb aufrecht. Sie ist es gewohnt, daß sie bei Erkrankungen des Ehemannes teilweise sogar vollständig die Funktion ihres Ehemannes als Arzt übernehmen muß und kann. Etwa in der gleichen Zeit entsteht eine neue Bedrohung: Der Sohn, der in der Praxis tätig ist, wird selbst krank, und es sind Gerüchte im Umlauf, die ihn des Medikamentenmißbrauchs bezichtigen. Neben der stellvertretenden Praxisführung in der Praxis ihres Mannes setzt sie sich nun noch mit entsprechendem Elan in der Praxis ihres Sohnes ein und stellt fest, daß er über Jahre mit seinen Rechnungen im Rückstand ist. Wahrscheinlich hat sie noch vieles andere gesehen, das sie der ganzen Familie verschweigt, den Kummer aber still in sich hineinfrißt. Nach dem Tode ihres Mannes steht die arbeitsaktive Frau zunächst vor dem Nichts. Mehrere Monate vergehen, in denen sie versucht, ihre langjährigen Patienten noch weiter zu betreuen, was selbstverständlich ohne ärztliche Führung nicht möglich und statthaft ist. Der Versuch, ihren Sohn dabei einzuspannen, scheint offenbar nicht sehr erfolgreich gewesen zu sein. Es ergibt sich eine günstige Gelegenheit, daß der Sohn die Praxis des Vaters übernehmen kann. Sie wird etwas ausgebaut, und die Mutter hat nun Gelegenheit, Tag für Tag das Wirken ihres Sohnes zu beobachten und allenfalls mitzuhelfen. In dieser Zeit treten erstmals Herzbeschwerden auf, die sich aber nicht objektivieren lassen.

Ein Linksschenkelblock im EKG bestand schon seit über 40 Jahren und hat sich nicht verändert, eine Herzgefäßerkrankung konnte nie mit Sicherheit nachgewiesen werden.

Sie lebt im großen Haus allein mit einer geistig nicht ganz zurechnungsfähigen Hausangestellten, die sogar einmal, wahrscheinlich wegen eines schizophrenen Schubes, kurzfristig hospitalisiert werden muß. Im Parterre praktiziert ihr Sohn. Die übrigen Familienmitglieder erfahren nichts Neues, haben aber den Eindruck, daß die Situation irgendwie zwischen Mutter und Sohn angespannt ist und etwas schiefläuft. Die Fassade bleibt zunächst glatt, die Meeresoberfläche ruhig. Die Gerüchte über eine allfällige Medikamentenabhängigkeit des Sohnes bleiben unverändert bestehen, lassen sich aber nicht objektivieren. Die Mutter arbeitet still und leise in der Praxis mit, ohne allerdings die Hoheit zu erlangen, wie sie sie über ihren

Mann ausüben konnte. Gelegentlich findet man im Hause leere Spritzen herumliegen mit Wattebäuschen, achtlos irgendwohin geworfen. Stiller Gram nagt an der Mutter, sie läßt sich aber nicht helfen. Eines schönen Tages liegt sie tot im Bett. Der Sohn, der angeblich auf einen Schrei hin nach oben geeilt ist, versucht, der Mutter mit einer letzten Spritze noch zu helfen, doch umsonst.

In den folgenden Monaten rapider geistiger Verfall des Sohnes, die Medikamentenabhängigkeit kann nun bewiesen werden, es kommt zum Zusammenbruch der Praxis, die Praxisbewilligung wird entzogen, die Praxis muß aufgegeben werden. Vom ganzen Erbe ist nichts mehr übrig, das schöne Haus muß verkauft werden, um die über Jahre hoch aufgelaufenen Schulden des Sohnes begleichen zu können. Dies hat die Mutter offenbar immer gewußt. Sie sah den Ruin ihres Sohnes voraus, brachte es aber nichts übers Herz, sich ihren Kindern anzuvertrauen und sie um Hilfe zu bitten. Das ließ ihr Stolz nicht zu, war sie doch der Meinung, daß durch ihre Mithilfe und ihren Einsatz schließlich alles doch zu einem guten Ende gebracht werden könne. Dieses verzweifelte und nutzlose Bemühen und die Einsicht, daß in ganz kurzer Zeit von ihrem vertuschenden Bemühen der Schleier weggezogen und die nackte Wahrheit mit aller Grausamkeit zutage treten würde, haben der Patientin buchstäblich das Herz gebrochen.

Gion Condrau

Erfahrungen mit Herzkranken in der psychotherapeutischen Praxis

Das Gespräch

Der Herzkranke sucht zunächst seinen Hausarzt oder den Kardiologen auf. Wie wir gesehen haben, ist in jedem Falle eine umfassende internistische Abklärung notwendig, da das somatische Geschehen (auch bei einem psychosomatischen Fall) den Vorrang hat. In welcher Weise dies geschieht, hängt von den Krankheitssymptomen ab, von der Schwere des Leidens und von der Kompetenz des Arztes. Als erster wird also der »Somatiker« das Wort haben. Es ist für jeden Arzt, nicht nur für den psychosomatisch interessierten, wichtig, die richtigen Worte zu finden, um mit dem Kranken »ins Gespräch« zu kommen. Dies ist nicht immer einfach. Menschen mit einem für sie »organischen« Leiden sind nicht ohne weiteres bereit, über ihre persönlichen Lebensumstände oder gar ihre Gefühle Bescheid zu geben. Es hängt dies nicht nur vom besonderen Arzt–Patienten-Verhältnis ab, das in der somatischen Medizin durch Autorität und Vertrauen in die Technik geprägt ist, sondern vor allem von der zwischenmenschlichen Atmosphäre, die im Sprechzimmer herrscht. Ärzte, die eigene Erfahrung mit Psychotherapie besitzen und in einer Balintgruppe mitarbeiten, haben diesbezüglich nicht nur ihren Kollegen gegenüber einen Vorsprung, sondern zusätzlich gewisse regelhafte Kenntnisse über eine therapeutische Gesprächsführung. Balintgruppen nennen sich die Treffen von Ärzten mit nicht mehr als sieben bis neun Teilnehmern, an denen normalerweise alle 14 Tage über sogenannte »Problempatienten« diskutiert wird. Michael Balint, der bekannte ungarische Psychoanalytiker, hat das Modell dieser Trainings-Gruppen entwickelt, daher der Name.

Es liegt auf der Hand, daß eine Medizin, die in den Herzkrankheiten nur mechanische Probleme »in einem fehlerhaften hydraulischen System«[83] sieht, kein Sensorium für die Feinheiten gefühlsmäßiger Variationen ihrer Patienten hat. Sie ist immer noch maßgebend in unserem streng durchorganisierten Gesundheitssystem. Ihren Vertretern ergeht es im Grunde wie ihren Kranken: Auch sie wehren das scheinbar Irrationale, ihre Emotionalität ab, da sie sich durch sie verunsichert fühlen. Eine solche Abwehr soll angeblich auch positiv sein. James J. Lynch[83] hat in zwei Büchern auf Gefahren aufmerksam gemacht, die sich aus der Psychotherapie (speziell bei Hypertonikern) ergeben könnten. Ausgehend von der »Tatsache, daß Einsamkeit zu den wichtigsten Ursachen für frühzeitiges Sterben gehört«, daß »menschliche Einsamkeit der einzig wichtige und zwingende emotionale Faktor« bei koronaren Herzkrankheiten und den dadurch bedingten verfrühten Todesfällen zu sein scheint, vermerkte er einen Anstieg des Blutdrucks bei gesprächsweiser Interaktion. Es schien, als ob der Versuch, »bis zu der Einsamkeit des Hochdruckpatienten vorzudringen«, zu einem paradoxen Ergebnis führte. Wie ist dies zu erklären?

Eine Antwort darauf kann nicht gegeben werden, wenn nicht alle Fakten offen vorliegen. Gespräch ist eben nicht gleich Gespräch. Eine psychotherapeutisch wirksame Gesprächsführung muß subtil sein. Sie soll und darf den Patienten nicht überfordern. Der Arzt muß nicht lernen zu sprechen, sondern zuzuhören. Die rechte Weise des Zuhörens setzt beim normalerweise aktiven Arzt die Fähigkeit voraus, sich in ganz anderer Weise auf den Patienten einzustellen und diesem in völlig anderer Weise zu begegnen, als er es im »somatischen« Alltag gewohnt ist und während seiner Ausbildung im Studium und an den Kliniken gelernt hat. Zuhören ist bedeutend schwieriger als Sprechen. Das Sprechen überlassen wir den Patienten; sie sollen sich aussprechen können, sich ihrem Arzt, ihrer Ärztin anvertrauen dürfen, auch in Mitteilungen, die scheinbar nichts mit ihrer Krankheit zu tun haben. Es liegt oft allerdings am Arzt, die Schleusen zu öffnen, Widerstände aufzuspüren und behutsam anzugehen, die sich der zwischenmenschlichen Arzt–Patienten-Beziehung in den Weg stellen. Marlis Gassmann hat darauf hingewiesen, daß bei vielen Herzneurosen die sachliche Information nach durchgeführter medizinischer Abklärung, die ohne Befund blieb, bereits eine markante Besserung, ja Heilung bewirkte. Zu beachten ist aber dabei, daß möglicherweise nicht nur die »rationale« Beruhigung ausschlaggebend war, sondern vor allem die Tatsache, daß sich ein Mensch mit Autorität (die Ärztin) mit dem Leiden des Patienten als Menschen abgab. Damit ist ein wesentliches Element des psychotherapeutisch wirksamen Gesprächs gegeben: die Beziehung zwischen Arzt und Krankem, die mitmenschlich fühlbare Empathie, das Ernstnehmen des Patienten in seiner Not.

Häufig genügt dies jedoch nicht. Dann ist eine Überweisung an den Psychotherapeuten wohl notwendig, sofern der Patient willens ist, sich einer solchen Behandlung zu unterziehen. Infarktkranke melden sich eher selten beim Fachpsychotherapeuten. Für sie ist die Krankheit allzu »somatisch«, als daß sie deren psychischen Bedeutungsgehalt erkennen und akzeptieren könnten. Wir haben ja gesehen, welche Persönlichkeitsstrukturen Infarktpatienten häufig aufweisen, wie sie in besonderem Maße dazu neigen, sich etwas vorzumachen, ihre Aggressionen zu verdecken, zwanghaft am Leistungsstreben festzuhalten, und wie sie in ihren Gefühlsäußerungen zurückhaltend sind. Demzufolge darf von ihnen auch nicht erwartet werden, daß sie sich einem Therapeuten öffnen und ihre »Geheimnisse« preisgeben. Ohne das ist aber eine Psychotherapie von vornherein zum Scheitern verurteilt. Dasselbe gilt für Patienten, die bereits einen zweiten oder dritten Herzinfarkt hinter sich haben, oder auch von Herzoperierten. Bei vielen Herzinfarktpatienten werden zunächst »eine Distanzierung von den Beschwerden, eine Bagatellisierungs- und Verleugnungstendenz« festgestellt, ebenso aber Angstzustände und Drepressionen. Alle diese Verarbeitungstendenzen müssen bei der Psychotherapie berücksichtigt werden[84]. Altmann u.a. empfehlen für die von ihnen differenzierten drei Gruppen von Patienten nach Herzinfarkt verschiedene therapeutische Ansätze: Sportgruppen für eher impulsive Patienten, Einzel- und Gruppentherapie für eher regressive Patienten, kombinierte Autogene-Trainings-Gruppentherapie für soziable Patienten.

Das impulsive Verhalten fördert die Abwehr und Verleugnung, so daß wieder eine Kontrolle über die existentielle Bedrohung erlangt werden kann. Die regressiven Patienten sind erschöpft, durch ihre Ängste gelähmt und abhängig. Andere Patienten scheinen unauffälliger, angepaßter und »normaler«. Leidensdruck und Angst sind Indikatoren für eine psychotherapeutisch orientierte Behandlung, sei dies nun eine Verhaltenstherapie, die Teilnahme an einem autogenen Training, eine Einzel- oder Gruppentherapie stützenden oder analytischen Charakters, während Patienten mit starker motorischer Aktivität und Extraversion diesbezüglich kaum ansprechbar sind. Immer dringender wird aber in Zukunft die psychotherapeutische Betreuung von Patienten nach Herzoperationen und Herztraumata sein. Darauf haben u.a. Edwin Blickenstorfer[85] und Willi Schumacher[86] hingewiesen. Bereits die Implantierung von Herzschrittmachern kann zu psychischen Folgewirkungen führen, viel mehr noch größere Eingriffe. Medard Boss[1] hatte bereits darauf aufmerksam gemacht, daß Herzoperationen in weit höherem Maße als irgendwelche anderen chirurgischen Eingriffe zu psychischen Komplikationen führen. Die Chirurgen, meinte er schon 1954, also bevor die ganz großen Herzeingriffe und Transplantationen routinemäßig durchgeführt wurden, schneiden in Wirklichkeit nicht nur irgendeinen komplizierten Apparat, auch nicht lediglich ein Körperorgan auf, das der Mensch wie irgendeinen Gegenstand besitzt, sondern sie greifen mitten ins Zentrum einer Existenz, mit anderen Worten in das *Wesenszentrum* des Menschseins selbst, insofern sich dieses in seiner körperlichen Ausgestaltung zeigt. Aber nicht nur die postoperative Psychotherapie ist von Bedeutung. Ebenso wichtig ist eine präoperative Betreuung der Patienten, hat sich doch gezeigt, daß psychische und körperliche Reaktionen bei Patienten nach offener Herzchirurgie von präoperativen psychischen Befunden abhängig sind[87].

Im allgemeinen wird bei allen Patienten mit schwerer Herzkrankheit das vom Allgemeinpraktiker und Internisten, eventuell vom Chirurgen geführte ärztliche Gespräch genügen müssen, da eher selten die Indikation für eine intensive Psychotherapie besteht. Im Lehrbuch Thure von Üxkülls[88] wird denn auch von einer »supportiven« Psychotherapie gesprochen. Insgesamt geht es dann darum, die Gespräche an den aktuellen Problemen zu orientieren, »den Patienten vor allem gegenüber seinen Ängsten zu unterstützen und ihm Hilfe im Trauerprozeß anzubieten«. Nicht die Persönlichkeitsstruktur soll verändert werden, denn angesichts der akuten Gefährdung sind Entwicklungsprozesse kaum möglich. Dem Patienten soll die Möglichkeit gewährt werden, seine Vorstellungen über das Wesen und die Konsequenzen seiner Erkrankung zu äußern. Solche Gespräche stellen auch an den Arzt erhebliche Anforderungen. »Während für die Patienten die Gespräche deutlich entlastenden Charakter hatten«, schreiben dazu Köhle und Gaus[89], »war es für uns anfangs recht belastend, uns den oft massiven Ängsten der Kranken auszusetzen. Vermutlich tragen solche Reaktionen auch dazu bei, daß solche Gespräche oft vermieden werden.« Innerhalb einer Klinik ist es aber wichtig, daß die Gespräche in der Gesamtversorgung des Patienten nicht isoliert dastehen, sondern daß alle Beteiligten, auch Pfleger und eventuell die Familie, in die psychologische Betreuung einbezogen werden. Die Ärzte sollten sich auch einmal fragen, warum sich die Patienten mit ihren Sorgen lieber an die Krankenschwester oder den Krankenpfleger wenden, statt sich ihnen anzuvertrauen. Entweder erblicken sie im Arzt nur den Techniker, einen, der ohnehin keine Zeit hat, der sich nicht um sie selbst, sondern lediglich um ihr krankes Organ kümmert, oder Schwestern und Pfleger strahlen mehr mitmenschliche Atmosphäre aus. Muß dann ein psychosomatischer Konsiliarius beigezogen werden, so wird empfohlen, diesen nicht als »Psychiater« oder »Psychotherapeuten« vorzustellen, sondern als einen Arzt, »der über besondere Erfahrung in der Behandlung von Infarktkranken verfügt« – wie Peter Hahn[36] empfiehlt. Hierdurch werde vermieden, daß beim Patienten unnötige Widerstände gegen ein solches Vorgehen hervorgerufen werden.

Ich muß gestehen, daß mir diese Art der »Überweisung« an den Psychotherapeuten – die oft nicht nur präoperativ erfolgt – unsympathisch ist. Im Grunde basiert sie auf der Ablehnung der Psychotherapie nicht nur bei den Patienten, sondern auch bei den Ärzten. Ich habe selbst solche Überweisungen miterlebt. Die Kranken werden ohnehin mißtrauisch, wenn sie einem anderen Arzt zugewiesen werden (»Hat denn der eigene nicht genügend Erfahrung mit Infarktkranken?«), und zweitens finden sie allzubald heraus, daß es sich bei diesem anderen Arzt nicht mehr um einen »Somatiker« handelt, sondern um einen, der ihnen nicht die erhoffte Information geben kann, sie vielmehr in jenem Bereich anspricht, den sie zu verbergen suchen. Wann endlich kommt die Zeit, da eine Zuweisung an einen Psychiater und Psychotherapeuten ebenso selbstverständlich ist wie an irgendeinen anderen Spezialisten? Statt die Patienten hinters Licht zu führen, sollte vielmehr Offenheit am Platze sein. Die Ärzte müssen nicht nur das Gespräch mit den Patienten lernen, das sich auf die Krankheit bezieht, sondern auch jenes, das die Überweisung an den Psychotherapeuten einschließt.

In das ärztliche Gespräch sind jene Patienten einzubeziehen, die still, zurückgezogen, unauffällig und pflegeleicht scheinen. Gerade sie leiden häufig unter großer Angst, hüten sich aber davor, diese zu äußern. So sollen aber auch den bis aufs äußerste frustrierten Kranken die noch verbleibenden Befriedigungsmöglichkeiten nicht ohne zwingende Notwendigkeit genommen werden. »Ein Teil der restriktiven Empfehlung von Ärzten für Infarktkranke«, schreiben Köhle und Gaus, »hat seine Quelle nicht in kontrollierten wissenschaftlichen Untersuchungen, sondern in der Abwehr eigener Ängste.«

Tiefenpsychologisch orientierte Psychotherapie

Andere Verhältnisse als beim akuten Infarktgeschehen finden wir bei der *essentiellen Hypertonie* vor. Dort ist zumeist ein einfaches Gespräch nicht in der Lage, die anstehenden Probleme zu meistern. Wo es sich beim Hochdruckkranken um ein chronisches Kranksein handelt, ist es verständlich, daß die Therapie tiefgreifend zu sein hat. Tiefgreifend ist die Behandlung deshalb, weil der Kranke sich einer Eigen-Begutachtung zu unterwerfen hat, die bis in die »Tiefe« seiner Seele, seines Lebens, seiner Existenz reicht. Sigmund Freud sprach vom »unbewußten« Anteil des Seelenlebens, demzufolge von einer »Tiefenpsychologie«. Da die Biographie für die Entwicklung des Menschen eine (wie bereits angedeutet nicht ausschlaggebende, aber doch wichtige) Rolle spielt, muß sie durchleuchtet werden. Die Psychoanalyse bietet dafür die notwendigen Möglichkeiten. Häufig wird ihr entgegengehalten, sie daure allzu lange und stelle zu große Anforderungen an den Patienten. Dies mag durchaus stimmen; andererseits gibt es eben Anforderungen an Zeit und Geld, die sich lohnen. Zudem sind die bisher empfohlenen Alternativen wie Kurztherapien, Focusing, Coping und wie sie alle heißen, sicher für viele Kranke nützlich, nicht aber in dem Maße erfolgreich, daß sie die großen Langzeittherapien ersetzen könnten. Auch unser Patient Ernst Indermauer hatte sich zunächst widerstrebend für eine Psychotherapie entschlossen. Er kam je nach Möglichkeit ein- bis zweimal pro Woche in die Sprechstunde; was ihm zusätzlich Mühe bereitete, war, daß er in einer anderen Stadt wohnte als der Therapeut. Nach Überwindung der Anfangsschwierigkeiten konnte er jedoch zum Psychotherapeuten eine offenere Beziehung herstellen. Er setzte sich mit den ihn bedrängenden Schuldgefühlen auseinander, lernte sich als einen Menschen kennen und akzeptieren, dessen Triebhaftigkeit und Gefühlshaftigkeit ebensolche Daseinsberechtigung haben wie der intellektuelle Erfolg und die brave Bürgerlichkeit. Es gelang ihm sogar, eine gewisse persönliche Freiheit mit einem gesunden Eheleben zu verbinden. Das Verhältnis zu seiner Frau hatte sich in dem Moment gebessert, als er auf Anraten des Therapeuten mit ihr eine Aussprache herbeiführte. Auch sie sah ein, daß der Patient schon allzu lange in seiner Aktivität gehemmt worden war. Der Kranke brach die Psychotherapie nach Verschwinden seiner subjektiven Beschwerden – gegen den Rat der Therapeuten – vorzeitig ab. Einige Jahre später erlitt er einen Herzinfarkt, von dem er sich jedoch wieder erholte. Dies beweist einmal mehr die psychotherapeutische Forderung, es sei die Behandlung psychosomatischer Erkrankungen nicht nach dem Verschwinden der körperlichen Symptome abzubrechen, sondern erst nach Heilung der zugrunde liegenden Neurose. Daß dies meistens gerade von den psychosomatisch Kranken nicht eingesehen wird, gehört als Wesensbestandteil zum Krankheitsbild.

Die psychosomatische Kankheit zeichnet sich durch eine besonders intensive, unwissentlich ausgetragene, in die Leiblichkeit abgedrängte Abwehrhaltung gegen den normmäßigen Vollzug menschlicher Existenz aus. Aufgabe der Psychotherapie ist es, durch die »organische« Barriere hindurch in die Emotionalität des Kranken vorzudringen. Ob dies gelingt oder nicht, hängt nicht von der Krankheit, nicht von der Anamnese oder Lebensgeschichte ab, sondern von der Persönlichkeit des Patienten. Je verschlossener, angespannter und intellektualisierter ein Kranker ist, desto geringer ist die Aussicht auf eine Wesensänderung. Da dies beim Hypertoniker in besonderem Maße der Fall ist, muß sich der Therapeut gelegentlich mit der Rolle bescheiden, den Kranken ein Stück seines Lebensweges zu begleiten, ohne auf endgültige Heilung hoffen zu dürfen. Aber auch dies ist ärztliche Haltung und ärztliche Aufgabe.

Grundsätzlich unterscheidet sich die Psychotherapie beim Hypertoniker nicht von jener bei irgendeiner anderen neurotischen Erkrankung. Die Indikation stellt sich primär nicht aus dem Krankheitsbild, sondern, wie gesagt, aus der Persönlichkeitsstruktur des Patienten. Die Technik richtet sich nach den emotionalen, nicht nach den organischen Gegebenheiten. Das Ziel ist die Umstimmung des Patienten aus dem Weltverhältnis des Unter-Druck-Seins in jenes der persönlichen Freiheit und Verantwortlichkeit.

Dieses Ziel braucht nicht lediglich auf dem Wege einer langjährigen Psychoanalyse anvisiert zu werden. Eine solche ist vor allem dann angezeigt, wenn unabhängig von äußerer Not und Umweltzwang die Kranken sich selbst »durch ein hypertrophisches Pflicht- und Verantwortungsgefühl vergewaltigen und das freie, entspannte und harmonische Austragen aller ihnen mitgegebenen Beziehungsmöglichkeiten verstümmeln«[90]. Es sind jene Menschen, »die ihren expansiven, vitalen und gefühlsmäßigen Lebensmöglichkeiten innerhalb eines ihnen von Kind an aufgeprägten, allzu starren und verengten Charakterpanzers keinen zureichenden Spielraum gönnen, sie in sich selbst zurückstauen« und sich auf diese Weise gleichsam zu einem »Überdruck-Dampftopf machen«, mit anderen Worten: die in schwerem Maße neurotisch beengten Kranken.

Zunächst muß aber festgestellt werden, daß der Patient selber nicht um die unteilbare Weise seines Existierens weiß. Er selbst nimmt, offensichtlich seinem eigenen Empfinden, aber auch dem Zeitgeist entsprechend, die Zweiteilung von »Psyche« und »Soma« vor. Für ihn gibt es keine Probleme, keinen Grund, sein Weltverhältnis in Frage zu stellen. Sein Leiden ist körperlicher Natur. Wenn wir hier von Abwehr oder Widerstand sprechen, dann wäre der Grund folglich im Nicht-Wissen, in der Ignoranz zu suchen. Eine »unbewußte *Absicht*« könnte höchstens künstlich konstruiert werden. So kann der Patient nicht einmal eine Verbindung zwischen seiner Art zu leben und seinen spastischen Gefäßveränderungen herstellen.

Aus diesem Grunde ist der Hypertoniker leider und zu seinem eigenen Nachteil häufig nicht für eine analytische Psychotherapie motiviert. Es fehlen ihm die für die Überwindung der Widerstände notwendige Motivation und der psychische Leidensdruck. Erst dann, wenn sich bei ihm die Beschwerden ins Unerträgliche steigern, wenn alle blutdrucksenkenden Mittel versagen, entschließt er sich möglicherweise für eine Therapie durch den Psychotherapeuten; diese mündet dann in verschiedene Ausgänge. Der Patient erfährt, daß sein Blutdruck nicht sinkt – also ein scheinbarer Mißerfolg. Er beendet die Therapie vorzeitig. Oder sein Blutdruck normalisiert sich, und er hört aus diesem Grunde ebenfalls auf. Oder der Blutdruck bleibt mehr oder weniger konstant, die persönlichen Beziehungen und die Persönlichkeitsstruktur verändern sich zu seinen Gunsten. Die Therapie wird unabhängig dank einer medikamentösen Begleitbehandlung weitergeführt. Nicht von ungefähr wird die psychoanalytische Konsultation des unmotivierten Patienten am Beispiel des psychosomatisch Leidenden demonstriert[91]; andererseits gibt es Analysen, die nicht beendet werden können. Aber was soll's, auch in der somatischen Medizin gibt es unheilbare Fälle, die dennoch einer therapeutischen Betreuung bedürfen.

Wenn ich bisher davon sprach, daß essentielle Hypertonien einer analytisch orientierten Behandlung bedürfen, so habe ich den therapeutischen Idealfall hervorgehoben. Es ist aber klar, daß ein Großteil der Patienten diesen Weg nicht zu gehen gewillt ist und daß viele Kardiologen ihn nicht für notwendig halten. Die meisten Hochdruckkranken begnügen sich mit der somatisch-medizinischen Hilfe. Bei anderen wiederum, bei denen die Hypertonie nicht die Fassadenhaltung des übergewissenhaften Zwangcharakters, nicht die hinter Selbstbeherrschung, Liebenswürdigkeit und Wohlanständigkeit gestaute Lebensvitalität zum Austrag bringt, sondern lediglich den äußeren Druck einer aktuellen Lebenslage, ist auch der psychotherapeutische Zugang ein anderer. Aus diesem Grunde ist beim Hypertoniker nicht nur die somatische Abklärung für die Therapie maßgebend, sondern auch die psychologische. Dazu ist nicht immer die Überweisung an einen Psychiater notwendig; oftmals ist eine solche gar nicht wünschenswert. Die primäre psychologische Abklärung psychosomatisch bedeutsamer Krankheitsbilder gehört zur Diagnostik des praktischen Arztes. Diese erfolgt meistens durch das gezielte Gespräch. Voraussetzung eines solchen Gesprächs ist die Kenntnis des Sinn- und Bedeutungsgehaltes der Krankheit. Beim Hypertoniker wird also der Arzt bereits aus dem Symptom weitgehend wissen, in welchem Weltverhältnis der Kranke sich befindet und in welche Richtung er das ärztliche Gespräch führen muß. Dann wird sich in kurzer Zeit herausstellen, ob dieses Gespräch bereits schon den Beginn der Therapie darstellt. Kann sich ein Patient bei seinem Hausarzt »aussprechen«, dann weicht bereits ein wesentlicher Druck von ihm. Diese therapeutische Wirksamkeit des verstehend-mitfühlenden, empathischen Gesprächs wird allzuoft von den Ärzten nicht genügend gewürdigt; trotzdem darf man nicht müde werden, immer wieder auf die Bedeutung der Sprache für die medizinische Heilkunde hinzuweisen.

Immerhin sollte Günther Clausers[61] Ratschlag bedacht und in die Tat umgesetzt werden: »Die wesentlichste Psychotherapie bei Hypertonikern liegt im entschiedenen Hinweis auf die Selbstverantwortung und ihre Konsequenzen. Dies heißt gelegentlich auch die Verweigerung eines medikamentösen Selbstbetrugs.«

Die Psychotherapie der Hypertonie führt nun allzuoft zu wissenschaftlichen Auseinandersetzungen zwischen den »Psychikern« und den »Somatikern«. Der Grund liegt darin, daß beide voneinander völlig verschiedene Auffassungen darüber haben, welches das zu erreichende Ziel sei, welchen Effekt der Patient durch die Psychotherapie erzielen könne, oder ob nicht eine einfache Medikation durch Betablocker das gleiche erreiche. Das »gleiche« sicher nicht. Franz Alexander hat bekanntlich Hochdruckkranke einer intensiven Psychoanalyse unterzogen, ihm folgten viele andere; schließlich hat sich Medard Boss ausführlich mit der kleinen und großen Psychotherapie der essentiellen Hypertoniker befaßt. Dabei ist zu bedenken, daß der Erfolg oder Mißerfolg einer analytischen, auf die Wurzeln des hypertonen Weltverhältnisses vorstoßenden Behandlung nicht unbedingt in mm Hg meßbar ist. Es werden Fälle beschrieben, in denen zwar die Therapie zu einer Erweiterung und Reifung der persönlichen Beziehungen führte, ohne daß sich der Bluthochdruck wesentlich senken ließ; in solchen Fällen ist eine begleitende medikamentöse Therapie unerläßlich. In anderen, auch in einem von Boss beschriebenen Fall, verschwand auch die Hypertonie (was katamnestisch nach vier Jahren noch bestätigt werden konnte).

Anders als beim essentiellen Hochdruck liegen die Verhältnisse bei den verschiedenen Formen der *Herzneurose*. Angst, Schmerzen, die Fruchtlosigkeit der medizinischen Bemühungen, die Resistenz gegenüber Medikamenten und Psychopharmaka, die der Beruhigung dienen sollen, führen zu einem Leidensdruck und damit zur Motivation für eine Psychotherapie. Wir haben dies bei Vital Klemm gesehen, aber auch bei vielen anderen Patienten feststellen können. Die Krankheit beginnt gelegentlich mit nervösen Extrasystolen, die Patienten klagen über das Aussetzen des Herzschlages, über Herzstolpern bis hin zu paroxysmalen Tachykardien und Herzrasen; viele sprechen von Herzasthma. Schmerzen treten bereits bei der Berührung der Brustwarzen auf, bedingt durch eine hyperventilierende Brustatmung (der sogenannten »Angstatmung«). Bei Männern treten gelegentlich solche Schmerzen in der Herzgegend während des Sexualaktes und bei der Masturbation auf. Auch diese sind vermutlich durch die Hyperventilation erklärbar, wobei ein Kardiologe einmal die Vermutung äußerte, diese

Patienten würden vor allem mit ihren Schuldgefühlen nicht »fertig«. Auch die paroxysmale Tachykardie, das anfallsartige Herzrasen, gehört in dieses Bild, sodann die sogenannte Angina pectoris vasomotorica, in der als führendes Symptom der Herzschmerz verspürt wird (der aber nichts mit dem ischämischen Schmerz bei der organisch bedingten Angina pectoris zu tun hat). Dieser Schmerz ist immer mit Angst verbunden, tritt im Gegensatz zur organischen Angina pectoris praktisch nie unter Streß auf, höchstens nach Anstrengungen oder sogar kurz vor dem Einschlafen. Nervöse Schmerzzustände und Extrasystolen sind aber auch bei Gesunden nicht unüblich. Auf der anderen Seite – wir haben dies bei Vital Klemm festgestellt – ist das Verhalten von Angina-pectoris-Patienten so charakteristisch, daß die Diagnose »bereits beim Betreten des Untersuchungsraumes« gestellt werden kann, wie W. Osler (zit. nach Horst Mayer[37]) bereits Ende des 19. Jahrhunderts festgestellt hat. Der klassische Angina-pectoris-Patient sei ein kühner und ehrgeiziger Mann, eine Erscheinung, deren »Motor immer mit hoher Geschwindigkeit an der Spitze liegt«.

Zu den Herzneurosen ist auch die sogenannte *Infarktophobie* zu rechnen. Helmut Kenter[92] berichtet über 27 Fälle, die während drei Jahren an der Medizinischen Universitätsklinik Köln beobachtet wurden; die Infarktophobie soll besonders Männer befallen, die um die dreißig Jahre alt sind. Sie suchen »jeden Morgen in der Zeitung nach Anzeigen von Gleichaltrigen«, die nach Herzinfarkt gestorben sind. Ihre Ängste werden regelmäßig von Stenokardien, Tachykardien und Luftnot begleitet. Sie sind einer rationalen Therapie kaum zugänglich, wohl aber durch ein konsequent durchgeführtes autogenes Training symptomfrei geworden, zumindest in der überwiegenden Mehrzahl. Insbesondere durch die Formel »Mein Herz schlägt ganz ruhig« und durch Hypnose wurden gute Resultate erzielt. Mit dieser Methode soll übrigens auch vorbeugend bei Infarktgefährdeten viel erreicht werden. Interessant ist die Feststellung, daß die klinische Erfahrung, unabhängig von therapeutischen Maßnahmen, zeigt, daß der vegetativ labile Mensch mit variablen Beschwerden relativ weit weniger von der Infarkt-Katastrophe heimgesucht wird. Die Lebendigkeit und Lebensfülle des zappeligen vegetativ Labilen sei »vielleicht sogar eine Infarktprophylaxe« im Sinne der Bewegungstherapie – sofern eben nicht die Angst eine überdimensionierte Rolle spielt.

Herzphobien und deren Behandlung sind, wie gesagt, keineswegs Erkenntnisse der Neuzeit. Bereits im »Lehrbuch der Speciellen Pathologie und Therapie der inneren Krankheiten« von Adolf Strumpell, das 1902 erschien, wurden sie beschrieben und in Zusammenhang mit hypochondrischen Zuständen gebracht[93]. Heute werden Herzphobien unter anderem auch im Zusammenhang mit verdrängten destruktiven Aggressionen gesehen; in solchen Fällen besteht das primäre Ziel therapeutischen Handelns, wie bei der Hypertension, in der Beseitigung der »inneren Gespanntheit«[94], wobei verschiedene Entspannungsmethoden vorgeschlagen werden. Dort aber, wo die Herzneurose durch solche Maßnahmen nicht beeinflußt werden kann, ist eine eigentliche Psychotherapie durch das tiefenpsychologische Verfahren indiziert. Eine eingehende Schilderung der Psychotherapie eines Patienten mit klinisch manifester paroxysmaler Tachykardie und Anfällen von Vorhofflimmern findet sich bei Georg Schwöbel[95]. Der Patient erkannte, daß seine Anfälle »gar nicht wie ein blindwütiges Schicksal« über ihm walteten und auch nicht »bloße Antwort auf Reize« waren, sondern in einem Zusammenhang mit der Art und Weise des Erlebens seiner menschlichen Beziehungen standen. Der Autor schloß daraus, daß das Auftreten der Beschwerden »aus den jeweiligen zwischenmenschlichen Beziehungen« erhellt werden müsse.

Ähnliches konnte ich bei einer 51jährigen Patientin, Eva R., feststellen. Sie wurde mir von ihrem Hausarzt überwiesen, weil sie seit etwa fünf Jahren an »kolossalem« Herzklopfen und Angstgefühlen litt. Die Anfälle traten vornehmlich dann auf, wenn sie sich zu einer Eisenbahnfahrt entschloß. Die internistische Abklärung hatte ergeben, daß sie einen unregelmäßigen Herzrhythmus besaß; es wurde ferner ein schabendes systolisches Geräusch über dem Herzen auskultiert. Eine Pulmonalisstenose konnte aber ausgeschlossen werden.

Die Patientin hatte lebenslang unter Herzbeschwerden gelitten. Sie war immer schon ein ängstliches Kind gewesen. In ihren Beziehungen zu Männern, sofern sie diese überhaupt zuließ, war sie frigide und verkrampft. Als sie schließlich heiratete und später eine Tochter gebar, entfernte sie sich innerlich bald von ihrem Mann, der sich aber sehr ernsthaft um sie kümmerte, sobald sie ihre Herzattacken hatte. Im übrigen widmete sich dieser ausschließlich seinem Beruf als Handelsvertreter, was ihn auch zu mehrwöchigen Abwesenheiten von zu Hause zwang. Die Patientin klammerte sich um so stärker an ihre Tochter. Als diese im frühen Alter von 20 Jahren heiratete, nahmen ihre Probleme so zu und dekompensierte sie derart, daß mehrere Spitalaufenthalte notwendig wurden. Zunächst konnten die Anfälle von Herzflimmern und Herzschmerzen medikamentös in Schach gehalten werden. Gesund wurde sie aber erst nach einer etwas über ein Jahr dauernden psychotherapeutischen Behandlung, deren Effekt unter anderem auch die Versöhnung mit Tochter und Schwiegersohn beinhaltete.

Mitmenschliche Beziehungsdefekte sind meist nicht angeboren. Die Behandlung Herzkranker beweist uns immer wieder, daß Beziehungsmöglichkeiten häufig verschüttet sind. Die Herzkrankheit wird dann als »Krankheitsangebot« in die Sprechstunde gebracht. Ein solches »Angebot« hatte auch unser Patient Vital Klemm gemacht. Auch ihm war zunächst keineswegs klar, in welcher Weise seine Herzbeschwerden mit den ihm gegebenen Beziehungsschwierigkeiten in Zusammenhang standen. Der Umgang mit einem psychosomatischen Krankheitsangebot ist aber weitgehend auch von der Einsicht des Arztes abhängig. Ist er ausschließlich naturwissenschaftlich und technisch orientiert, dann wird er im Krankheitsangebot eben ein gesetzmäßig ablaufendes Geschehen sehen und sich dementsprechend verhalten. Ist er »tiefenpsychologisch« orientiert (hier im ursprünglichen Sinne der Psychoanalyse gemeint), wird er hinter dem Krankheitsangebot, also hinter der Symptomatologie, nach Kräften suchen, welche diese Symptome bewirkt haben. Der Patient selbst begegnet ebenfalls seinem Partner, je nach dessen eigenem Wahrnehmungsvermögen, in verschiedener Weise. Zunächst stellt er sich als Kranker und Leidender vor. Es gibt im Grunde kaum ein anderes

Motiv für die Begegnung zwischen Therapeut und Patient. Es ist eine spezifische Begegnung. Andere Beziehungen haben ganz andere Bedeutungsgehalte, beispielsweise jene zwischen Arbeitgeber und Arbeitnehmer, zwischen Käufer und Verkäufer, zwischen dem Anwalt und dem Klienten. Es gibt Psychotherapeuten, die nicht mehr von Patienten, sondern von Klienten sprechen. Es gibt eine »klientenzentrierte Psychotherapie«. Man will offenbar vom Begriff des Kranken wegkommen, da dieser belastet ist. Das Verständnis für den Kranken soll diesen seiner Krankheit entheben. Der Therapeut bietet sich nicht mehr als »Arzt« oder Helfer« an, sondern als Partner. Der Kranke ist nicht mehr »krank«, sondern »anders«. Daß ihn die Gesellschaft als »anders« nicht versteht, macht ihn zu einem Leidenden.

Gewiß, es gibt auch eine »krankheitszentrierte« Medizin. Medizin und Psychotherapie sind jedoch keineswegs identisch. In der krankheitszentrierten Medizin findet keine direkte Begegnung zwischen dem Arzt und dem Kranken statt, sondern eine Sachbearbeitung eines reparierbedürftigen Apparates, eines kranken Organsystems. Da dies nicht nur das Krankheitsverständnis der Medizin, sondern ganz allgemein unserer Gesellschaft ist, versteht sich auch die Tendenz der Kranken, sich des Mediums Krankheit als Mittel der Arzt–Patient-Beziehung zu bedienen. Von daher stammt der in der Tiefenpsychologie üblich gewordene Begriff »Krankheitsangebot«. Damit ist gemeint, daß Patienten über leiblich empfundene Beschwerden Klagen vorbringen, die durch medizinische Untersuchungen nicht oder ungenügend erklärt werden können. Es hat den Anschein, als ob hinter der vordergründigen Krankheit ein anderes Leiden, eine irgendwie in besonderer Weise geartete Lebenskrise stecke, welche die Kranken vor dem Arzt und vor sich selbst verheimlichen möchten. Da sie sich trotzdem als behandlungsbedürftig erleben, »bieten sie dem Arzt eine Krankheit an«, an der zu leiden keine wertmäßige Deklassierung mit sich bringt, wie sie dies von ihrem eigentlichen Leiden befürchten. Die Tatsache, daß ein stellvertretendes Leiden »angeboten« wird, ist den Kranken im allgemeinen nicht voll bewußt. Das Krankheitsangebot dürfte somit nicht mit der

Krankheit selbst identifiziert werden. Der Beweis für diese Auffassung wird darin gesehen, daß Krankheitssymptome im Verlauf einer Psychotherapie gelegentlich rasch verschwinden, um die »wahre« Krankheit offenbar werden zu lassen. Dies bedeutet nichts anderes, als daß die »somatische« Krankheit nicht das eigentliche Leiden darstellt, sondern lediglich deren nach außen gezeigtes Gesicht. Dieser Vorgang enthält noch zwei weitere Aspekte: einmal, daß er dem Patienten nicht bewußt, also *unbewußt* ist, und zweitens, daß er einen *Zweck* erfüllt, nämlich der gesellschaftlichen Deklassierung zu entgehen. Bei unserem Patienten würde das heißen: Er macht dem Arzt ein Krankheitsangebot, nicht wissend, daß dies lediglich ein Alibi für ein ganz anderes, dahinter liegendes Kranksein bedeutet. Er hätte somit zu erwarten, daß er zwar seine körperliche Krankheit verliert, aber nicht um gesund zu werden, sondern um sein eigentliches, echtes, wahres Kranksein zu erfahren. Der Übergang vom »Unbewußten« in das »Bewußtsein« müßte auf dem Wege psychoanalytischen Durcharbeitens, also mittels der Widerstandsanalyse erfolgen.

Der Begriff »Krankheitsangebot« beinhaltet wie gesagt noch eine Zweckaussage. Man spricht heute viel von »Angeboten«. Zumeist handelt es sich um das Feilhalten von Waren, die an den Mann oder an die Frau gebracht werden sollen. Das Angebotene wird zum Verkauf angeboten. Es erfüllt dann seinen Sinn, wenn es angenommen wird. Es gibt aber auch im Bereich mitmenschlicher Beziehungen Angebote. Nach einem Kriege kommen Waffenstillstands- und Friedensangebote, an notleidende Völker werden Hilfsangebote gemacht, Individuen bieten einander ihre Freundschaft oder schlicht eine Versöhnung an. Ein Angebot ist somit immer auch eine Anfrage, abhängig von der Antwort des anderen. Die Anfrage ist aber gleichzeitig auf-dringlich. Durch das Angebot wird derjenige, dem es gilt, unter Druck gesetzt. Das Angebot von Waren reizt zum Kauf, das Angebot von Frieden und Hilfe macht abhängig, das Angebot von Freundschaft verpflichtet, da man sonst die feindseligen Konsequenzen tragen muß. Ähnlich ist es mit dem Krankheitsangebot. Es ist eine Aufforderung zur ärztlichen Hilfe. Der Aufforderungscharakter des Angebots ist unverkennbar. Eine andere Sicht, das Krankheitsangebot des Patienten zu verstehen, eröffnet sich uns, wenn wir dieses nicht als lediglich vordergründig und schon gar nicht als uneigentlich bezeichnen, sondern im Sinne der phänomenologischen Betrachtungsweise als den unmittelbaren Austrag eines in dieser oder jener Weise gestimmten Weltverhältnisses sehen. Das Herz, und damit auch seine Krankheit, der Kreislauf und seine Störungen besitzen einen eindeutigen Aussagewert. Diesen ernst zu nehmen ist primäre Aufgabe einer sinnvollen Psychotherapie. Die von der biologisch-physiologischen Forschung erbrachten Ergebnisse sind hinsichtlich der Pathogenese der Herz-Kreislauf-Erkrankungen bedeutungsvoll, nicht aber hinsichtlich ihres *Wesens*. Selbst die *Aetiologie*, das heißt die Ursache, bleibt zumeist im dunkeln. Denn wenn wir beispielsweise die Risikofaktoren verantwortlich machen, müssen wir zur weiteren Abklärung schreiten und uns die Frage stellen, weshalb denn ein Mensch zuwenig Bewegung hat, warum er an Übergewicht leidet, was das Rauchen für ihn bedeutet usw. Gewiß kann man das tun, aber die Resultate werden ergeben, daß die hinter den Risikofaktoren liegende Motivation wiederum nicht spezifisch ist für die spätere Erkrankung am Herz-Kreislauf-System.

Die Beobachtung unserer psychosomatisch Kranken lehrt uns mit aller Deutlichkeit, daß der neurotisch gestörte Mensch in einer ganz bestimmten, zumeist sein Dasein einengenden Beziehung zur Welt steht. Weder eine »Psyche« noch ein leiblicher »Organismus«, weder ein »psychischer Apparat« noch ein »Subjekt« oder eine »Person« begegnen dem Arzt, sondern die menschliche Existenz mit allen ihren Bezügen zur Welt. Während der Gesunde über die gesamten Möglichkeiten, die seine Existenz ausmachen, in Freiheit verfügen kann, ist der Patient dieser Freiheit verlustig gegangen, wobei seine Beziehungsmöglichkeiten aus lebensgeschichtlich relevanten Motiven oder infolge eines aktuellen Konfliktes reduziert und komprimiert wurden. Die existentielle Einengung kann sich in pathologischer Art in jenen Leibbereichen austragen, deren »Physiologie« einem bestimmten Weltbezug entspricht, so daß man sagen kann, daß »psychische Störungen« wie »leibliche Erscheinungen« oder »psychosomatische Erkrankungen« existentieller Austrag eines in je besonderer Weise gestimmten Weltverhältnisses sind. Aus diesem Grunde spricht man vom *Sinn- und Bedeutungsgehalt* der Krankheit für den Menschen, der im Bereich der psychosomatischen Medizin maßgeblich für das Verständnis des gestörten Lebens- und Weltbezuges ist. Wichtig dabei ist jedoch die Erkenntnis, daß das Leibliche des Menschen nicht lediglich als ein meß- und wägbarer, naturwissenschaftlichen Methoden zugänglicher Körper vorgestellt werden darf. Denn Leibliches gibt es nur als ein »Leiben« des jeweiligen Weltbezuges, in dem ein Mensch zu einem gegebenen Augenblick gerade aufgeht, als welches er existiert. Somit interessiert uns immer wieder ausschließlich die Frage, auf welche besondere Weise das »Leiben« welchen Weltbezuges beim Patienten gestört ist.

Ein Vorstoß zum eigentlichen Wesen des Herzkranken zeigt uns nun, daß das Herz mehr ist als eine mechanische Pumpe, daß es mehr ist als irgendein lebenswichtiges »Organ«. Das Herz ist der leibliche Austragungsort des ursprünglichen menschlichen Gestimmtseins – der Liebe, der Freude, der Wärme. Sind diese Lebensmöglichkeiten an ihrer Entfaltung gehindert, trifft dies das Herz. Aus diesem Grund zwingt die psychosomatische Krankheit den Arzt, auf die *persönliche Lebensgeschichte* jedes einzelnen Herzkranken einzugehen, auf seine *Lebenssituation*, seinen *Lebensstil*. Der häufig für Herzkrankheiten verantwortlich gemachte *Streß*, die *Überforderung* des modernen Menschen in Beruf und Freizeit sind nicht lediglich »Ursachen« der Herzerkrankung, sondern bereits deren Symptome. Menschen, die sich nämlich freiwillig oder scheinbar gezwungenermaßen dem Rationalen, dem Leistungsprinzip verschrieben haben, entfernten sich bereits in gleichem Maße vom Beziehungsvollzug liebenden Miteinanderseins. Dies darf uns aber nicht dazu verführen, im Herzkranken etwa einen »lieblosen Menschen« zu sehen. Wohl aber ist ihm die Aufgabe zu überbürden, sein Gefühlsleben erstmals oder neu zu beachten und zum Tragen zu bringen. Vielleicht ist dies auch der gesellschaftliche Hintergrund, der die Zunahme der Zahl der Herzkranken in unserer Zeit mitbegründet: die einseitige

Orientierung an allem Rationalen, Meßbaren, Wägbaren, die gleichzeitig mit einem Verlust an mitmenschlichem Gefühl einhergeht!

Vergessen wir die psychosomatische Bedeutung des Herzens, so bleibt auch in den meisten Fällen die *Therapie* auf der Basis einer reinen Symptombekämpfung stecken, obwohl der enorme Wert der Pharmaka (speziell der Beta-Blocker, neuerdings Calcium-Antagonisten und Aspirin) nicht zu übersehen ist. Gewiß bedarf der Herzkranke immer und in jedem Fall einer kardiologischen, also medizinischen Abklärung und Behandlung. Diese reicht, je nach Schwere der Krankheit, von der medikamentösen Therapie bis zur Intensivstation, von gutgemeinten, wenn auch selten befolgten Ratschlägen zur Risikovermeidung bis zur Herzchirurgie. Doch dann, oder noch besser gleichzeitig, tritt die Psychotherapie auf den Plan, die bei jeder psychosomatischen Erkrankung notwendig ist, um den Menschen zu sich selbst zurückzuführen, damit er sein Herz seinen ihm gegebenen Möglichkeiten entsprechend öffne. Erst die Annahme der seelischen Not und Bedrängnis, die Anerkennung von Trauer- und Angstgefühlen, die Abklärung der zwischenmenschlichen Gefühlswelt vermögen das Phänomen »Herz« und dessen krankhaftes »Leiden« im Wesenskern zu entziffern.

Glossar

Agoraphobie	Platzangst, Angst in freien Räumen
anankastisch	zwanghaft
angiographisch	mittels röntgenologischer Gefäßdarstellung
Angiokardiographie	röntgenologische Darstellung der Herzkranzgefäße
Apoplexie	Hirnschlag
Belastungsdyspnoe	Atemnot bei Anstrengung
chronisch rezidivierendes Duodenalgeschwür	ein immer wieder auftretendes Zwölffingerdarmgeschwür
essentielle Hypertonie	Erhöhung des Blutdruckes ohne organische Ursache
Extrasystolen	Extraschläge des Herzens
Hyperventilationstetanie	Krampfanfälle bei überforcierter Atmung
Hypotonie	zu niedriger Blutdruck
intestinales Symptom	Symptom von seiten des Magendarmtraktes
Klaustrophobie	Platzangst, krankhafte Angstempfindung in geschlossenen Räumen
Kollagen	Bindegewebe
Kongestionen	Stauungen
Koronarspasmen	Verkrampfung der Herzkranzarterien
morphologisch	gewebsmäßig
Myokard	Herzmuskel

Neurasthenie	pathologische Erregbarkeit und Erschöpfbarkeit der psychischen Funktionen
Paraesthesien	Mißempfindungen
paroxysmale Tachykardie	anfallsweises Herzjagen
Präkollaps	Zustand kurz vor Zusammenbruch des Kreislaufssystems
prämorbid	Zustand vor Auftreten eines manifesten Krankheitsbildes
Psychasthenie	psychische Empfindlichkeit mit Übererregbarkeit des vegetativen Nervensystems
Pulmonalstenose	angeborene Verengung der Lungenhauptschlagader
Ruhetachykardie	krankhaftes Herzjagen ohne körperliche Anstrengung
Stenocardien	schmerzhafte Verengung der Herzkranzgefäße = Angina Pectoris
Sympatikotonus	erhöhte Erregbarkeit des sympathischen vegetativen Nervensystems
Vasokonstriktion	Gefäßkontraktion

Literaturverzeichnis

1 *Boss, M.*: Praxis der Psychosomatik. Benteli, Bern 1978; 2. Aufl. von: Einführung in die Psychosomatische Medizin. Huber, Bern und Stuttgart 1954

2 *Bass, H.*: Ist Vorbeugen billiger als Heilen? Neue Zürcher Zeitung, 23.9.1981

3 *Koller, E. A.*: Einführung in die Physiologie des Kreislaufes. Vorlesungsmanuskript, 9. Aufl. 1986/87

4 *Boyadjian, N.*: Das Herz, seine Geschichte, seine Symbolik, seine Ikonographie und seine Krankheiten. Esco, Antwerpen 1980

5 *Probst, C.*: William Harvey. In: Die Großen der Weltgeschichte, Bd. V, Kindler, Zürich 1974

6 Herzschrittmacher für ein drei Tage altes Baby. dpa-Notiz, Neue Zürcher Zeitung, 22.1.1988

7 *Kobbe, B.*: Der heikle Eingriff. Bild der Wissenschaft, 101–110, 1988

8 *Siegenthaler, W.* (Hrsg.): Differentialdiagnose innerer Krankheiten, 14. Aufl. Thieme, Stuttgart, New York 1980

9 *Pascal, B.*: Gedanken. (Übertragen von W. Rüttenauer). Sammlung Diederich. Schibli-Doppler, Basel (ohne Jahreszahl)

10 *Reich-Ranicki, M.*: Herz, Arzt und Literatur. Ammann, Zürich 1987

11 *Grabert, W., Mulot, A., Nürnberger, H.*: Geschichte der deutschen Literatur. 20. Aufl. Bayerischer Schulbuch-Verlag, München 1982

12 *Morus (Lewinson, R.)*: Eine Weltgeschichte des Herzens. Rowohlt, Hamburg 1959

13 *Aleixandre, V.*: Die Zerstörung oder die Liebe. Klett-Cotta, Stuttgart 1978

14 *Bott, G.*: Das Herz im Märchen. In: Cor humanum. Sandoz, Basel 1983

15 *Peuckert, W.-E.*: Das Herz in Sage und Märchen. In: Das Herz. Bd. 3, Thomae, Biberach an der Riss 1969

16 *Rüdiger, H.*: Die Metapher vom Herzen in der Literatur. In: Das Herz. Bd. 3, Thomae, Biberach an der Riss 1969

17 *Guillaumont, A.*: Les sens des noms du coeur dans l'antiquité. In: Le coeur. Les études Carmélitaines. Do Brouwer, Bruges 1950

18 *Wyss, D.*: Saintliness and psychosis: a phenomenological study of St. Theresa of Avila. In: Psychiatry and Phenomenology. Simon Silverman Phenomenology Center, Pittsburgh 1987

19 *Nager, F.*: Das Herz als Symbol. Schweiz. Ärztezeitung 66, 2384–2993, 1985

20 *Fromm, E.*: Märchen, Mythen, Träume. Ex Libris, Zürich 1980

21 *Goebel, P.*: Symbol und Metapher. Z. Psychosomat. Medizin und Psychoanalyse 32, 76–88, 1986

22 *Eschmann, E.W.*: Das Herz in Kult und Glauben. In: Das Herz. Bd. 1, Thomae, Biberach an der Riss 1969
23 *Zeerleder, R.*: Ein Weg psychosomatischer Therapie aufgrund neuerer Erkenntnisse in moderner Psychiatrie. Schweiz. Ärztezeitung 69, 271–272, 1988
24 *Mitscherlich, A.*: Krankheit als Konflikt. Suhrkamp, Frankfurt/M. 1966
25 *Schur, M.*: Zur Metapsychologie der Somatisierung. In: Brede, K. (Hrsg.): Einführung in die psychosomatische Medizin. Fischer-Athenäum, Frankfurt/M. 1974
26 *Heidegger, M.*: Zollikoner Seminare. Hrsg. Boss, M., Klostermann, Frankfurt/M. 1987
27 *Grassi, E., Schmale, H.*: Das Gespräch als Ereignis. Daselbst: Barceló, J.: Die Erkenntnisfunktion der Metapher. Wilhelm Fink, München 1982
28 *Sroka, K.*: Herzkrank. Ein menschliches Konzept der Herzkrankheit. Rasch und Röhring, Zürich 1987
29 *Glatzel, H.*: Der Herzinfarkt. Zschr. Psychosomatische Medizin 33, 252–265, 338–352, 1987
30 *Friedman, M., Rosenman, R.*: Typ A Behavior and your Heart. Knopf, New York 1974; Der A-Typ und der B-Typ. Rowohlt, Reinbek bei Hamburg 1975
31 *Friczewski, F.*: Sozialökologie des Herzinfarktes. Sigma, Berlin 1988
32 *Ernst, H.*: Herz und Streß: Entwarnung für Hektiker? Psychologie heute, Juni 1988
33 *Bloch, A., Bersier, A.-L.*: Die Psychologie des Koronarpatienten. Folia Psychopractica, Hoffmann-La Roche, Basel, Nr. 8, 1979
34 *Revers, W. et al.*: Herzinfarkt und Psyche. Huber, Bern, Stuttgart, Wien 1978
35 *Dunbar, F.*: Psychosomatic diagnosis. Hoeber, New York 1943
36 *Hahn, P.*:Der Herzinfarkt in psychosomatischer Sicht. Vandenhoeck & Ruprecht, Göttingen 1971. Ders.: Herz-Kreislauf-Erkrankungen. In: Die Psychologie des 20. Jahrhunderts. Bd. IX, Kindler, Zürich 1979
37 *Mayer, H.*: Das Streßmodell als Erklärungsprinzip. In: Die Psychologie des 20. Jahrhunderts. Bd. IX, Kindler, Zürich 1979
38 *Condrau, G.*: Der Januskopf des Fortschritts. Benteli, Bern 1975
39 *Ziegler, A.J.*: Über die sogenannte Zeitkrankheit. Der Herzinfarkt als Paradigma. Klinik u. Forschungsstätte für Jungsche Psychologie 1965
40 *Hess, W.*: Gutes und mörderisches Cholesterin. Natürlich 7, Nr. 12, 1987
41 *Jores, A.*: Verständnis für Raucher und Weinfreunde. Die Weltwoche, 30.5.1969
42 *Schär, M.*: Was Raucher gerne wahrhaben möchten. Neue Zürcher Zeitung, 13.7.1988
43 *Idris, I.*: Lipoproteine machen Atherome, Hochdruck führt zu Arrhythmien. Selecta 4, 106–115, 1988
44 *Hörtnagl, H. et al.*: Gezieltes Training als therapeutisches Mittel in der Behandlung der Hyper- und Hypotonie. Wiener klinische Wochenzeitschrift 98, 652–658, 1986
45 *Pflanz, M.*: Sozialer Wandel und Krankheit. Enke, Stuttgart 1962
46 *Fahrenkamp, K.*: Die psychophysischen Wechselwirkungen bei den Hypertonie-Erkrankungen. Stuttgart 1926

47 *Alkan, L.*: Anatomische Organkrankheiten aus seelischer Ursache. Stuttgart 1930
48 *Gassmann, M.*: unveröffentl. Manuskript
49 *His, W.E.*: Von roten Ohren, Schreckensbleiche und Infarkt. Die Weltwoche, 11.2.1988
50 *Condrau, G.*: Die Bedeutung der Daseinsanalyse für die Medizin. Daseinsanalsyse 1, 23–38, 1984
51 *Wyss, D.*: Der psychosomatisch Kranke. Vandenhoeck & Ruprecht, Göttingen 1987
52 *Heidegger, M.*: Die Grundbegriffe der Metaphysik. Gesamtausgabe Bd. 29/30, Klostermann, Frankfurt/M. 1983
53 *Klages, L.*: Vom Wesen des Rhythmus. 2. Aufl., Gropengiesser, Zürich und Leipzig 1944
54 *Müller, C.* (Hrsg.): Lexikon der Psychiatrie. Springer, Berlin, Heidelberg, New York 1973
55 *Condrau, G.*: Daseinsanalytische Psychotherapie. Huber, Berlin und Stuttgart 1963
56 *Alexander F.*: Psychosomatische Medizin. de Gruyter, Berlin 1951
57 *Schwöbel, G.*: Psychosomatische Medizin. Rascher, Zürich und Stuttgart 1960
58 *Staehelin, B.*: Die funktionellen kardio-vaskulären Störungen als psychosomatische Syndrome. Huber, Bern und Stuttgart 1965; ders.: Essentielle Hypertonie und Hypotonie als Symptome gegensätzlicher Grundverstimmungen. Praxis 53, 1027–1032, 1964
59 *Condrau, G.*: Medizinische Psychologie. Kindler, München 1975
60 *Hoff, H., Ringel, E.*: Aktuelle Probleme der psychosomatischen Medizin. Jolis, München 1964
61 *Clauser, G.*: Innere Medizin. In: Handbuch der Neurosenlehre und Psychotherapie. Bd. 5, Urban & Schwarzenberg, München und Berlin 1961
62 *Condrau, G.*: Das anankastische Weltverhältnis. In: Kull, E. (Hrsg.): Gebot und Freiheit. Edition M & T, Zürich 1987
63 *Condrau, G.*: Aufbruch in die Freiheit. 2. Aufl. Benteli, Bern 1986
64 *Richter, H.E., Beckmann, D.*: Herzneurose. 3. Aufl., Thieme, Stuttgart, New York 1986
65 *Delius, L, Fahrenberg, J.*: Psychovegetative Syndrome. Thieme, Stuttgart 1966
66 *Staehelin, B.*: »Über Herzneurosen«. Praxis der Psychotherapie 16, 261–268, 1971
67 *Bräutigam, W.*: Typus, Psychodynamik und Psychotherapie herzphobischer Zustände. Psychosomatische Medizin 10, 276–295, 1964
68 *Ermann, M.*: Zur Psycho- und Soziodynamik der Herzneurose. Praxis der Psychotherapie und Psychosomatik 31, 250–260, 1986
69 *Bühler, K.-E., Beyer-Buschmann, R.*: Psychosomatische Redewendungen und Krankheiten: Eine empirische Untersuchung. Daseinsanalyse 5, 41–55, 1988
70 *Csef, H.*: Herzangst-Syndrome. Z. Psychosomatische Medizin 31, 320–338, 1985

71 *Schwöbel, G.*: Umzugsdepression und ihre phänomenologische Bedeutung. Daseinsanalyse 1, 142–150, 1984
72 *Lang, H.*: Zur Phänomenologie und Therapie der Herzphobie. Daseinsanalyse 4, 13–26, 1987
73 *Condrau, G.*: Philosophische und anthropologische Grundlagen der Daseinsanalyse. Daseinsanalyse 2, 189–296, 1985
74 *Saletu, B. et al.*: Zur Organpräponderanz des Herzphobikers. In: Pöldinger, W. (Hrsg.): Somatisierte Angst und Depressivität. Karger, Basel 1984
75 *Hicklin, A.*: Das menschliche Gesicht der Angst. Kreuz Verlag, Stuttgart 1989; im gleichen Verlag erschien 1987: Schultz, H. J. (Hrsg.): Angst
76 *Gebsattel, V.E. von*: Prolegomena einer Medizinischen Anthropologie. Springer, Berlin, Göttingen, Heidelberg 1954
77 *May, R.*: Antwort auf die Angst. DVA, Stuttgart 1982
78 *Heidegger, M.*: Sein und Zeit. 8. Aufl. Niemeyer, Tübingen 1957
79 *Freud, S.*: Vorlesungen zur Einführung in die Psychoanalyse. GW XI, Imago, London 1948
80 *Boss, M.*: Angst, Schuldgefühle und psychotherapeutische Befreiung. Huber, Bern 1962
81 *Condrau, G.*: Der Mensch und sein Tod. Certa moriendi condicio, Benziger, Zürich 1984
82 *Binswanger, L.*: Vorträge und Aufsätze. Bd. II, Francke, Bern 1955
83 *Lynch, J.J.*: Die Sprache des Herzens. Junfermann, Paderborn 1987; ders.: Das gebrochene Herz. Rowohlt, Reinbek bei Hamburg 1979
84 *Altmann-Herz, U. et al.*: Zur psychosomatischen Differenzierung von Patienten nach Herzinfarkt. Zschr. psychosomat. Medizin 29, 234–252, 1983
85 *Blickenstorfer, E.*: Über psychische bzw. psychopathologische Zustandsbilder nach Herzoperationen und Herztrauma. Praxis 47, 191–194, 1958
86 *Schumacher, W.*: Psychotherapeutische Aspekte zur Situation des Herzoperierten. Z. Psychotherapie und Medizinische Psychologie 15, 12–23, 1965
87 *Möhlen, K., Davies-Osterkamp, S.*: Psychische und körperliche Reaktionen bei Patienten der offenen Herzchirurgie in Abhängigkeit von präoperativen Befunden. Z. Psychosomatische Medizin 25, 128–140, 1979
88 *Uexküll, Th. von* (Hrsg.): Lehrbuch der Psychosomatischen Medizin. 2 Aufl., Urban & Schwarzenberg, München, Wien, Baltimore 1981
89 *Köhle, K., Gaus, E.*: Psychotherapie von Herzinfarkt-Patienten während der stationären und poststationären Behandlungsphase. In: von Uexküll, Th. (Hrsg.): Lehrbuch der Psychosomatischen Medizin, 2. Aufl., Urban & Schwarzenberg, München, Wien, Baltimore 1981
90 *Boss, M.*: Kleine und große Psychotherapie der essentiellen Hypertoniker. Acta psychosomatica, Geigy, Basel 1959
91 *Schubart, W.*: Die psychoanalytische Konsultation am Beispiel des unmotivierten (z.B. psychosomatischen) Patienten. Psyche 39, 519–537, 1985
92 *Kenter, H.*: Infarktophobie. Praxis der Psychotherapie 5, 173–176, 1960
93 *Strumpell, A.*: Lehrbuch der Speciellen Pathologie und Therapie der inneren Krankheiten. Vogel, Leipzig, 1902

94 *Elhardt, S.:* Aggression als Krankheitsfaktor. Vandenhoeck & Ruprecht, Göttingen, 1974
95 *Schwöbel, G.:* Studie zur Psychotherapie Herzkranker. Ein Patient mit klinisch manifester paroxysmaler Tachykardie und Anfällen von Vorhofflimmern. Praxis 53, 1050–1054, 1964
96 *Luban-Plozza, B., Pöldinger, W., Kröger, F.:* Der psychosomatisch Kranke in der Praxis. 5. Aufl. Springer, Berlin, Heidelberg 1989

Geist und Psyche

Begründet von Nina Kindler 1964

Psychoanalyse

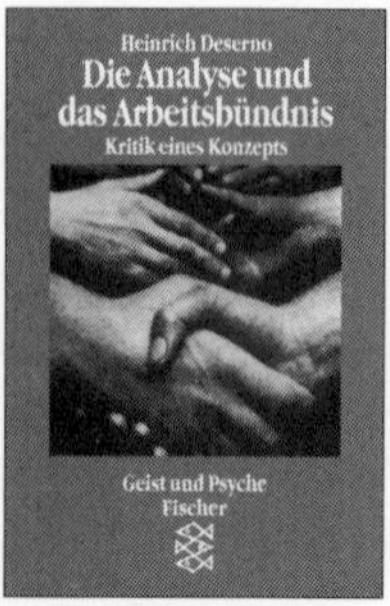

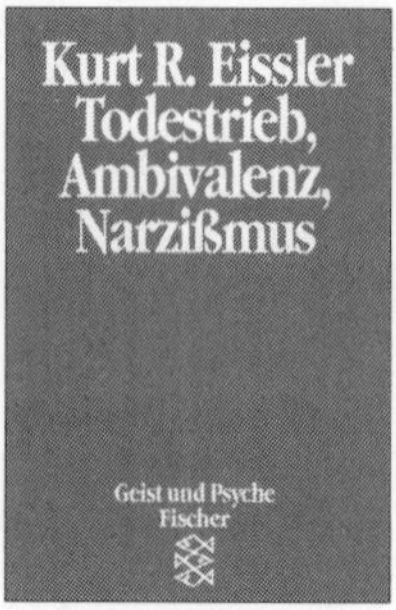

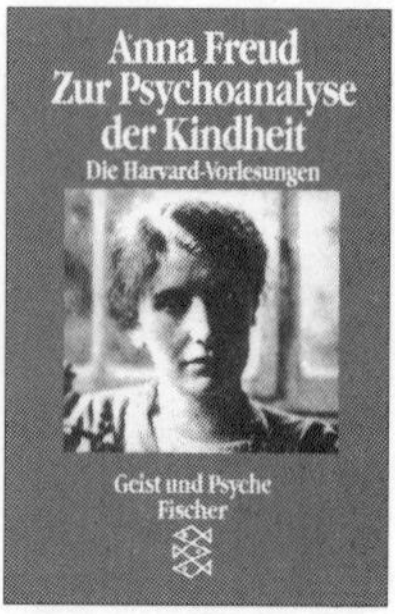

Raymond Battegay
Psychoanalytische Neurosenlehre
Eine Einführung
Band 12233

Bruno Bettelheim
Aufstand gegen die Masse
Band 42217
Die Geburt des Selbst
The Empty Fortress
Erfolgreiche Therapie autistischer Kinder
Band 42247

Heinrich Deserno
Die Analyse und das Arbeitsbündnis
Kritik eines Konzepts
Band 12131

Kurt R. Eissler
Todestrieb, Ambivalenz, Narzißmus
Band 10568

Erik H. Erikson
Einsicht und Verantwortung
Die Rolle des Ethischen in der Psychoanalyse
Band 10799

Herausgegeben von Ernst Federn/ G. Wittenberger
Aus dem Kreis um Sigmund Freud
Zu den Protokollen der Wiener Psychoanalytischen Vereinigung
Band 10809

Anna Freud
Zur Psychoanalyse der Kindheit
Band 11519
Das Ich und die Abwehrmechanismen
Band 42001

Karen Horney
Neue Wege in der Psychoanalyse
Band 11595
Selbstanalyse
Band 12571

Robert Langs
Die psychotherapeutische Verschwörung
Band 11719

Abraham A.Maslow
Psychologie des Seins
Band 42195

Fischer Taschenbuch Verlag

fi 350 / 15 a

Geist und Psyche

Begründet von Nina Kindler 1964

Psychologische Ratgeber

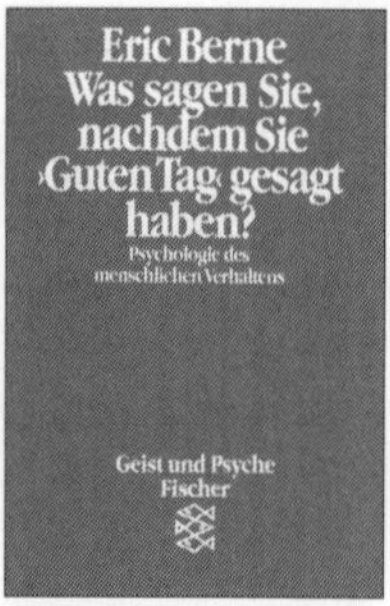

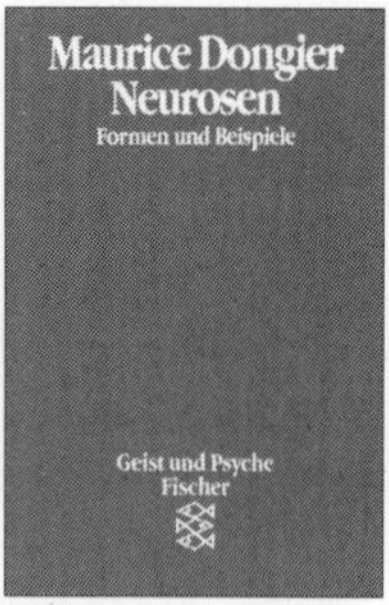

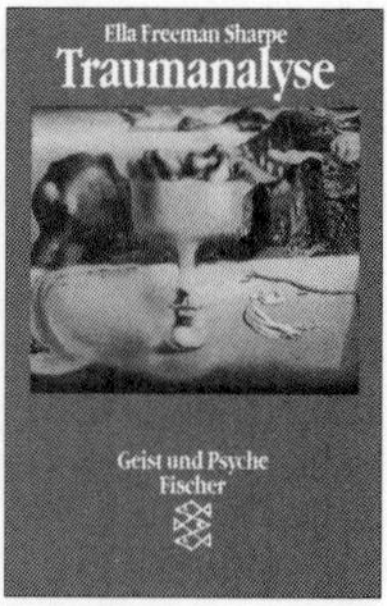

Raymond Battegay
Psychoanalytische Neurosenlehre
Band 12233

Eric Berne
Was sagen Sie, nachdem Sie »Guten Tag« gesagt haben?
Band 42192

G. Biermann (Hg.)
Kinderpsychotherapie
Handbuch zu Theorie und Praxis
Band 12039

Leon Chertok
Hypnose
Band 42102

Gion Condrau
Einführung in die Psychotherapie
Geschichte, Schulen, Methoden, Praxis
Ein Lehrbuch
Band 42115

Heinrich Deserno
Die Analyse und das Arbeitsbündnis
Kritik eines Konzepts
Band 12131

Maurice Dongier
Neurosen
Band 42241

Ella Freeman Sharpe
Traumanalyse
Band 11818

Anna Freud
Einführung in die Technik der Kinderanalyse
Band 42111

Gesellschaft für wissenschaftliche Gesprächspsychotherapie
Die klientenzentrierte Gesprächspsychotherapie
Band 42149

Tilmann Habermas
Zur Geschichte der Magersucht
Band 11825

Peter Hamann
Kinderanalyse
Zur Theorie und Technik
Band 11890

Fischer Taschenbuch Verlag

fi 356 / 15 a

Geist und Psyche

Begründet von Nina Kindler 1964

Psychologische Ratgeber

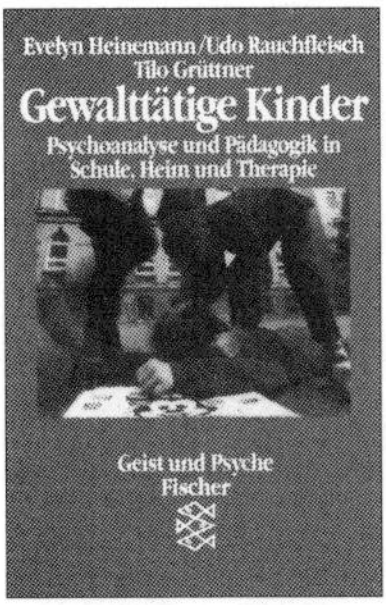

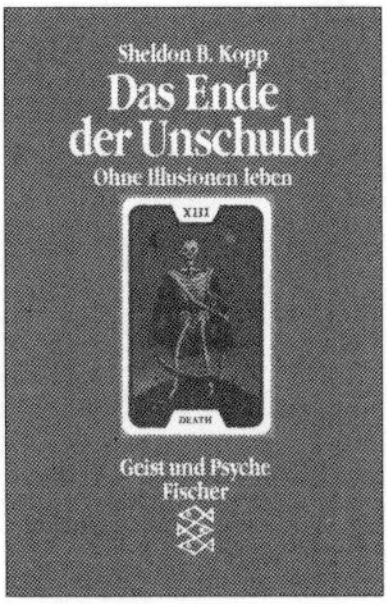

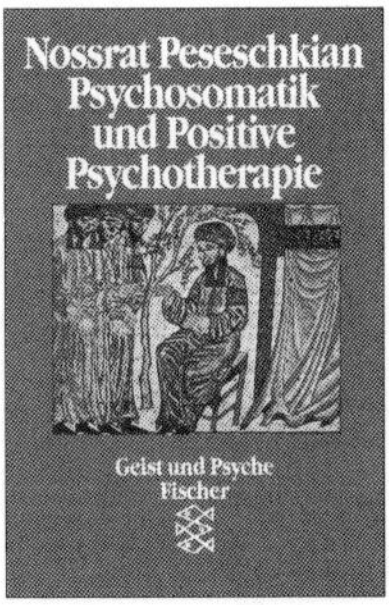

Evelyn Heinemann/
Udo Rauchfleisch/
Tilo Grüttner
Gewalttätige Kinder
Psychoanalyse und Pädagogik in Schule, Heim und Therapie
Band 10760

Karen Horney
Selbstanalyse
Band 12571

Sheldon B. Kopp
Das Ende der Unschuld
Ohne Illusion leben
Band 11375

Michael L. Moeller
Anders helfen
Band 11013

H. Nagera (Hg.)
Psychoanalytische Grundbegriffe
Band 42288

Erich Neumann
Zur Psychologie des Weiblichen
Band 42051

Gertrud Orff
Die Orff-Musik-Therapie
Band 42193

Badi Panahi
Grundlagen der modernen Psychotherapie
Band 12021

N. Peseschkian
Psychosomatik und Positive Psychotherapie
Band 11713

Erving und
Miriam Polster
Gestalttherapie
Band 42150

Carl R. Rogers
Therapeut und Klient
Band 42250

Ernst Simmel
Psychoanalyse und ihre Anwendungen
Band 11348

Daniel Widlöcher
Was eine Kinderzeichnung verrät
Band 42254

Hans Zulliger
Umgang mit dem kindlichen Gewissen
Band 42324

Fischer Taschenbuch Verlag

fi 356 / 18 b

Psychologische Ratgeber

Eine Auswahl

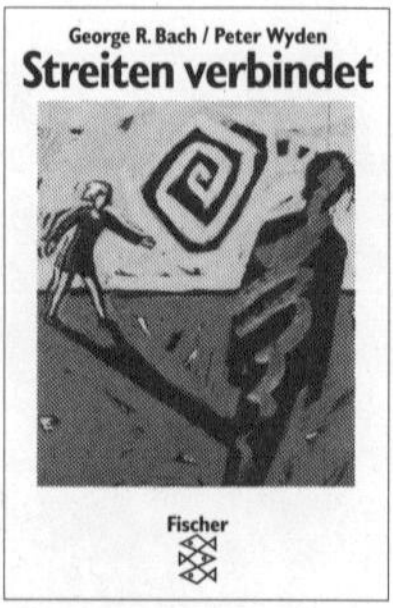

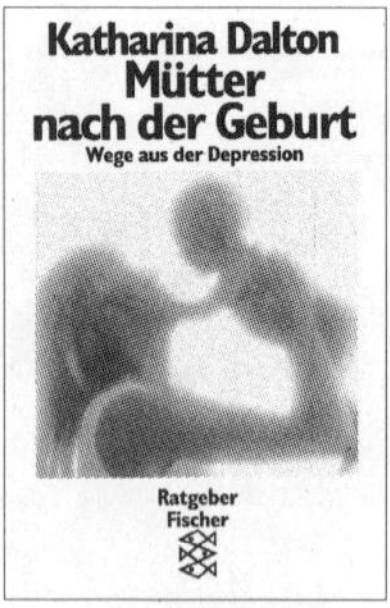

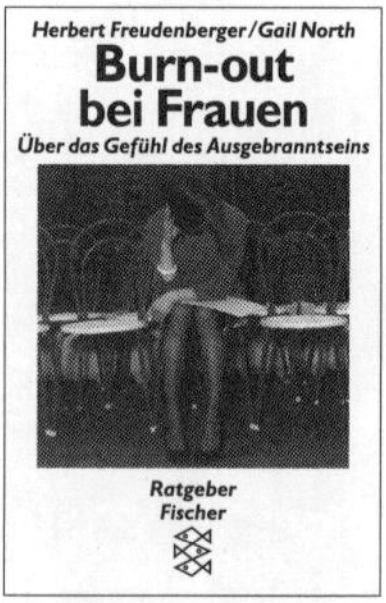

George R. Bach/
Herb Goldberg
Keine Angst vor Aggression
Die Kunst der Selbstbehauptung
Band 3314

George R. Bach/
Peter Wyden
Streiten verbindet
Spielregeln für Liebe und Ehe
Band 3321

Eugene C. Bianchi
Mit den Jahren gehen
Ein Wegbegleiter für ein schöpferisches Älterwerden
Band 11294

Katharina Dalton
Mütter nach der Geburt
Wege aus der Depression
Band 10955

Esther Dreifuss-Kattan
Krebs
Kreativität und Selbst-Heilung
Band 11278

Josep M. Espinàs
Dein Name ist Olga
Briefe an meine mongoloide Tochter. Band 11887

Ann Faraday
Deine Träume - Schlüssel zur Selbsterkenntnis
Band 3306

H. Freudenberger/
Gail North
Burn-out bei Frauen
Über das Gefühl des Ausgebranntseins. Band 12272

Liz Greene
Kosmos und Seele
Wege zur Partnerschaft
Ein astro-psychologischer Ratgeber
Band 10748

Werner Gross
Sucht ohne Drogen
Arbeiten, Spielen, Essen, Lieben...
Band 3531

Alois Hicklin
Das menschliche Gesicht der Angst
Band 11753

Fischer Taschenbuch Verlag

fi 9 / 11 a

Psychologische Ratgeber

Eine Auswahl

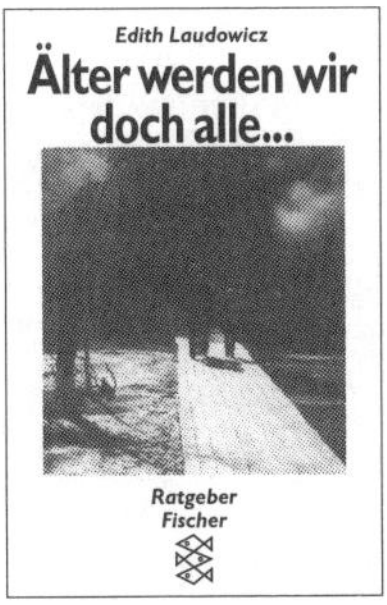

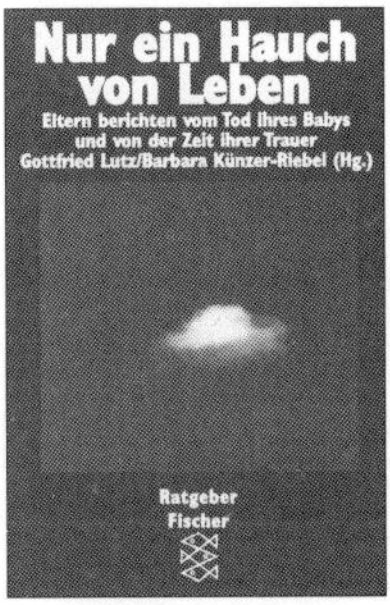

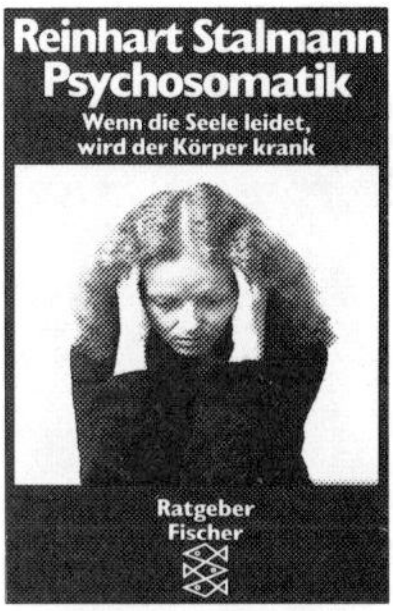

Louis Janda/
Ellen MacCormack
Der zweite Versuch
Chancen und Fallen einer neuen Ehe
Band 12487

Ralf Jerneizig/
Ulrich Schubert
Der letzte Abschied
Ratgeber für Trauernde
Band 11599

Edith Laudowicz
Älter werden wir doch alle
Individuelle und gesellschaftliche Perspektiven
Band 11462

(Hg.) Gottfried Lutz/
B. Künzer-Riebel
Nur ein Hauch von Leben
Eltern berichten vom Tod ihres Babys und von der Zeit der Trauer
Band 10616

Else Müller
Du spürst unter deinen Füßen das Gras
Autogenes Training in Phantasie- und Märchenreisen
Band 3325

Du fühlst die Wunder nur in dir
Autogenes Training und Meditation in Alltagsbeobachtungen, Aphorismen und Haikus
Band 11692

Else Müller
Auf der Silberlichtstraße des Mondes
Autogenes Training mit Märchen zum Entspannen und Träumen
Band 3363

Wege in der Wintersonne
Autogenes Training in Reiseimpressionen
Band 11354

Jutta Schütz
Ihr habt mein Weinen nicht gehört
Band 11964

Reinhart Stalmann
Psychosomatik
Wenn die Seele leidet, wird der Körper krank
Band 3332

Fischer Taschenbuch Verlag

fi 9 / 8 b

Psychologie
Eine Auswahl

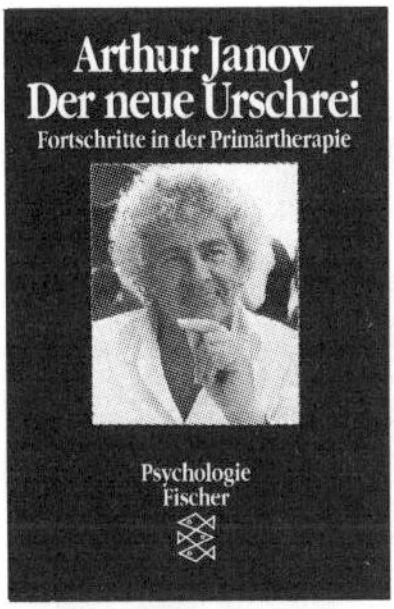

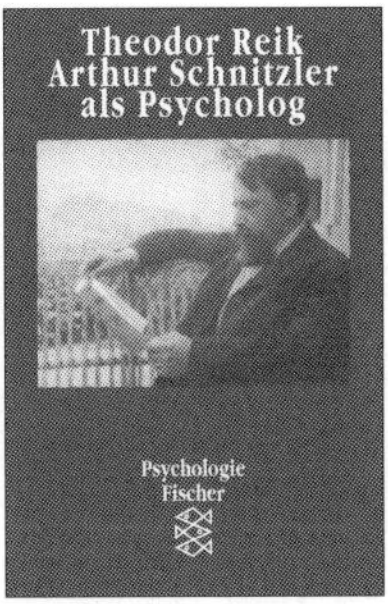

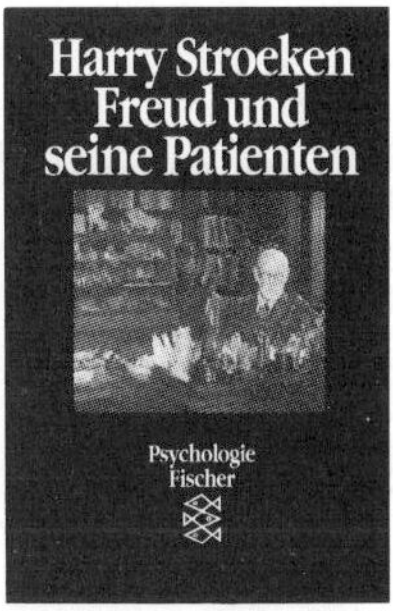

Arthur Janov
Der neue Urschrei
Fortschritte in der Primärtherapie
Band 11554

Marianne Krüll
Freud und sein Vater
Die Entstehung der Psychoanalyse und Freuds ungelöste Vaterbindung
Band 11078

Hans-Martin Lohmann (Hg.)
Psychoanalyse und Nationalsozialismus
Beiträge zur Bearbeitung eines unbewältigten Traumas
Band 12231

Margaret S. Mahler
Studien über die drei ersten Lebensjahre
Band 10798

Josef Rattner
Tugend und Laster
Tiefenpsychologie als angewandte Ethik
Band 10410

Reimut Reiche
Geschlechterspannung
Eine psychoanalytischeUntersuchung
Band 10329

Theodor Reik
Arthur Schnitzler als Psycholog
Band 11638

Rainer Schmidt
Träume und Tagträume
Eine individualpsychologische Analyse
Band 10649

Reiner Stach (Hg.)
Zur Psychologie des Laufens
Band 12023

Harry Stroeken
Freud und seine Patienten
Band 10856

Erwin Wexberg
Zur Entwicklung der Individualpsychologie und andere Schriften
Herausgegeben von Gerd Lehmkuhl
Band 4619

Fischer Taschenbuch Verlag

fi 1191 / 8 b

Ratgeber: Leben mit Kindern

Eine Auswahl

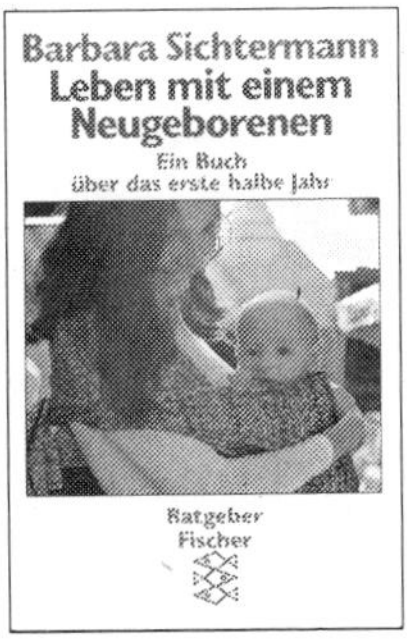

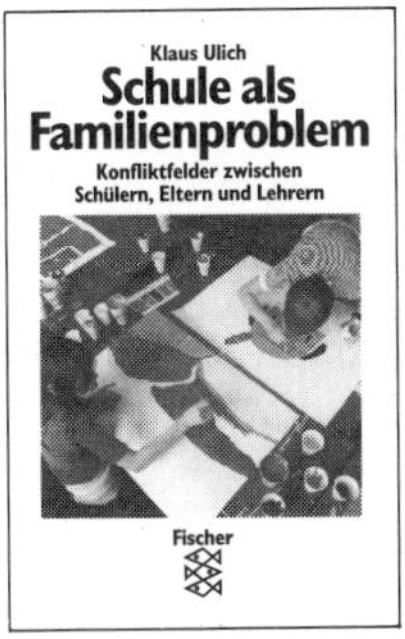

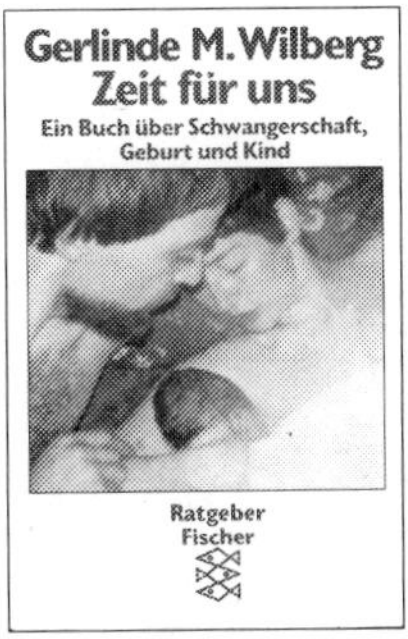

Mary MacCracken
Charlie, Eric und das ABC des Herzens
Außenseiter im Klassenzimmer
Band 3273
Lovey
Die Therapie eines schwierigen Kindes
Band 3274

Bettina Schubert
Erziehung als Lebenshilfe
Individualpsychologie und Schule
Ein Modell
Band 11314

Jutta Schütz
Ihr habt mein Weinen nicht gehört
Wie man suizidgefährdeten Jugendlichen helfen kann
Band 11964

B. Sichtermann
Leben mit einem Neugeborenen
Ein Buch über das erste halbe Jahr
Band 3308

Klaus Ulich
Schule als Familienproblem
Konfliktfelder zwischen Schülern, Eltern und Lehrer
Band 11723

Gerlinde M. Wilberg
Zeit für uns
Ein Buch über Schwangerschaft, Geburt und Kind
Band 3307

Dietmar M. Woesler
Spiele, Feste, Gruppenprogramme
Band 3011

Hans Zulliger
Heilende Kräfte im kindlichen Spiel
Band 42328

Necha Zupnik
Janina ist nicht wie die anderen
Band 11325

Fischer Taschenbuch Verlag

fi 8 / 18 b